Terapia Ocupacional en el Síndrome de Guillain Barré

Oscar Bastidas González
Terapeuta Ocupacional

Presentación

Este libro está dirigido a estudiantes y profesionales de terapia ocupacional, así como a auxiliares en rehabilitación y a cualquier profesional de la rehabilitación interesado en conocer el tratamiento del síndrome de Guillain-Barré en las distintas fases de la enfermedad.

En sus páginas, encontrarán un repaso breve sobre qué es el síndrome de Guillain-Barré, sus consecuencias y posibles secuelas, así como la forma adecuada de abordarlo desde la fase aguda hasta la fase de rehabilitación.

Contenido

Terapia Ocupacional en Síndrome de Guillain Barré _____ **8**

CAPÍTULO 1 _____ **9**

INTRODUCCIÓN AL SINDROME DE GUILLAIN-BARRÉ _____ **9**

    ¿Qué es el Síndrome de Guillain-Barré (GBS)? _____ 9

    Incidencia: _____ 10

    Fisiopatología: _____ 11

    Variantes del GBS: _____ 12

    Causas y Factores de Riesgo: _____ 13

    Evolución de la Enfermedad: _____ 19

    Pronóstico: _____ 20

    Secuelas Comunes del Síndrome de Guillain-Barré: __ 21

    Impacto en la Calidad de Vida: _____ 22

Capítulo 2 _____ **24**

Fundamentos de la Terapia Ocupacional en el Síndrome de Guillain-Barré _____ **24**

    Conceptos básicos de la terapia ocupacional y su papel en la recuperación del GBS _____ 24

    Importancia de la terapia ocupacional en la rehabilitación de pacientes con GBS. _____ 27

    Principios de rehabilitación y adaptación funcional. _ 28

Capítulo 3 _____ **32**

Evaluación Inicial y Diagnóstico _____ **32**

    Importancia de una evaluación multidisciplinaria en la planificación del tratamiento. _____ 34

Capítulo 4 _____ **36**

Intervención en Terapia Ocupacional _____ **36**

Intervención en la fase aguda del síndrome de Guillain Barré. _____ 37

Intervención en la fase de estabilización y recuperación del síndrome de Guillain Barré. _____ 48

Intervención en la fase de rehabilitación o ambulatoria del síndrome de Guillain Barré. _____ 58

Intervenciones Terapéuticas Específicas _____ **62**

Capítulo 5 _____ **63**

Biofeedback para controlar el dolor en pacientes con GBS _____ **63**

Capítulo 6 _____ **68**

Entrenamiento en las actividades de la vida diaria _____ **68**

Capítulo 7 _____ **72**

Ejercicio terapéutico en las distintas fases del GBS _____ **72**

Fase Aguda o de hospitalización. _____ 72

Ejercicios para mejorar la fuerza muscular, la movilidad articular y la coordinación en la fase de estabilización y recuperación. _____ 82

Ejercicios para mejorar la fuerza muscular, la movilidad articular y la coordinación en la fase de rehabilitación. _____ 94

Capítulo 8 _____ **107**

Estrategias de conservación de energía. _____ **107**

Planificación y Priorización _____ 107

Descansos Frecuentes _____ 110

Utiliza Ayudas para la Movilidad _____ 110

Simplifica las Tareas _____ 111

Distribución de Peso _____ 112

Capítulo 9 _____ **113**

*Literatura recomendada*_____ **113**

Mi encuentro con el síndrome de Guillain-Barré de Janez Mate_____ 113

Atrapado: Venciendo al caso más severo del Síndrome de Guillain-Barré de Raúl E Villacorta._____ 114

Pasión por despertar: Sobreviviente del Síndrome de Guillain Barré. _____ 115

Síndrome de Guillain-Barré: Del diagnóstico a la recuperación (Guías de calidad de vida de la academia estadounidense de neurología)_____ 116

Sr. Guillain-Barré: De enfermera a paciente de Michelle Burgos _____ 117

Bibliografía _____ **118**

Parte I

Terapia Ocupacional en Síndrome de Guillain Barré

CAPÍTULO 1. INTRODUCCIÓN AL SINDROME DE GUILLAIN-BARRÉ

CAPÍTULO 2. FUNDAMENTOS DE LA TERAPIA OCUPACIONAL EN EL SÍNDROME DE GUILLAIN-BARRÉ

CAPÍTULO 3. EVALUACIÓN INICIAL Y DIAGNÓSTICO

CAPÍTULO 4. INTERVENCIÓN EN TERAPIA OCUPACIONAL

CAPÍTULO 1

INTRODUCCIÓN AL SINDROME DE GUILLAIN-BARRÉ

¿Qué es el Síndrome de Guillain-Barré (GBS)?

El GBS es un trastorno neurológico adquirido raro y potencialmente grave que afecta el sistema nervioso periférico, considerado como una **polineuropatía desmielinizante inflamatoria aguda**, su principal característica es la inflamación de los nervios periféricos, lo que puede llevar a una debilidad muscular progresiva y simétrica, disminución o ausencia de reflejos osteotendinosos, alteraciones sensitivas como hormigueo, adormecimiento, picazón, sensación de alfileres y agujas, o incluso dolor y en casos graves, parálisis.

Esto se da ya que el sistema inmunológico del cuerpo ataca erróneamente a los nervios, causando daño a la mielina (la capa protectora

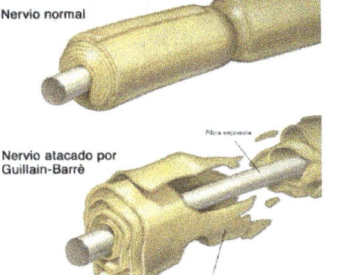

Nervio normal

Nervio atacado por Guillain-Barré

que rodea los nervios) y en algunos casos, a las fibras nerviosas mismas.

El GBS ocurre en todo el mundo y ataca durante todas las estaciones, afectando tanto a los adultos como a los niños de todas las edades y a los dos sexos.

Incidencia:

La incidencia de la GBS ha fluctuado entre 0.4 y 1.7 casos por cada 100,000 personas al año, y la última cifra posiblemente sea la más precisa. Por lo general, la enfermedad no muestra un patrón estacional ni epidémico, pero se han registrado brotes aislados en áreas rurales de China después de que los niños estuvieran expuestos a Campylobacter jejuni, a menudo a través de heces de pollo contaminadas que se depositaron en almohadillas de arroz.

Por otra parte, parece que las mujeres tienen menos susceptibilidad que los hombres, manteniendo una relación de 1.5: 1 casos.

En cuanto a la edad, los casos de GBS han sido documentados en personas que van desde los ocho meses hasta los 81 años, aunque la mayoría de los casos se concentran en la franja de edad de 50 a 74 años. Aunque menos comunes, también se han identificado algunos casos en lactantes y en personas de edad avanzada.

Fisiopatología:

A continuación, podrán ver un repaso breve sobre su fisiopatología, en caso de querer profundizar en el tema leer Principios de neurología de Adams y Víctor.

El GBS es una afección que resulta de una respuesta inmunológica que causa daño a los nervios, actualmente, se han identificado dos fenotipos principales dentro del espectro del GBS, estos fenotipos se conocen como la **polineuropatía inflamatoria aguda desmielinizante y la neuropatía axonal motora aguda**.

En la **polineuropatía inflamatoria aguda desmielinizante** se desencadena por una respuesta inmunológica que afecta la vaina de mielina y las células de Schwann asociadas. A nivel microscópico, se observa una infiltración de macrófagos en la vaina de mielina y la deposición de complemento en las células de Schwann.

La patogénesis de la polineuropatía inflamatoria aguda desmielinizante es menos comprendida, ya que la respuesta inmunológica que la desencadena puede ser causada por una variedad de virus y bacterias, lo que dificulta la identificación de un antígeno común que desencadene la enfermedad, además, no se han identificado biomarcadores específicos en los anticuerpos dirigidos contra la mielina en esta variante.

En cambio, la **neuropatía axonal motora aguda**, se produce un daño en el axolema de las células nerviosas, la patogénesis de esta variante implica la acción de anticuerpos que atacan los gangliósidos GM1 y GD1a presentes en la membrana neural. Esto ocurre debido a la similitud estructural entre la superficie del axón y los lipooligosacáridos en la superficie de los organismos infecciosos. Esta respuesta inmunológica involucra inmunoglobulinas de las subclases IgG1 e IgG3, que activan el sistema de complemento, reclutan macrófagos y forman complejos en la membrana del axolema. A diferencia de la polineuropatía desmielinizante, en esta variante no se ha encontrado evidencia de que las células T estén involucradas en su patogénesis.

Variantes del GBS:

El Síndrome de Guillain-Barré puede presentar diferentes variantes clínicas que no siguen el patrón clásico de pérdida sensitiva y debilidad muscular progresiva y ascendente.
Estas variantes incluyen:

Variante	Frecuencia %	Características clínicas
GBS sensitivo motor clásico	30 - 85	Debilidad simétrica rápidamente progresiva y síntomas sensitivos con reflejos tendinosos ausentes o reducidos, que suelen alcanzar el nadir en 2 semanas
Motora pura	5 - 70	Debilidad motora sin signos sensitivos
Paraparética	5 - 10	Paresia restringida a las piernas
Faringo-cervico-braquial	< 5	Debilidad de los músculos faríngeos, cervicales y braquiales sin debilidad de las extremidades inferiores
Parálisis facial bilateral con parestesias	< 5	Debilidad facial bilateral, parestesias y reflejos reducidos
Sensitiva pura	< 1	Neuropatía sensitiva aguda o subaguda sin otros déficits
Síndrome de Miller Fisher	5-25	Oftalmoplejía, ataxia y arreflexia. Pueden aparecer formas incompletas con ataxia aislada (neuropatía atáxica aguda) u oftalmoplejía (Oftalmoplejía aguda). Se superpone con el GBS sensitivomotor clásico en aproximadamente el 15% de los pacientes
Encefalitis de tallo cerebral de Bickerstaff	< 5	Oftalmoplejía, ataxia, arreflexia, signos de la vía piramidal y alteración de la conciencia, a menudo superpuestos con GBS sensitivo-motor

Causas y Factores de Riesgo:

Aunque la causa exacta del GBS no se comprende completamente, se cree que está relacionada con una respuesta inmunológica anormal desencadenada por infecciones virales o bacterianas previas.

La situación típica implica que, en muchos casos, la GBS se presenta después de una infección de las vías respiratorias altas, aunque el paciente no haya mencionado específicamente la infección, pero prácticamente cualquier infección que cause fiebre o vacunación, en algún momento, se ha relacionado con casos de GBS.

En estudios recientes, se ha descubierto que Campylobacter jejuni, un tipo de bacteria intestinal, es el patógeno más comúnmente identificado como la causa de una infección previa, sin embargo, Campylobacter jejuni solo explica una pequeña parte de los casos de GBS.

Otros factores que pueden estar relacionados con la enfermedad incluyen erupciones virales en niños y otras enfermedades virales en adultos y niños.

Algunos patógenos que se han asociado con un mayor riesgo de desarrollar GBS incluyen:

- Campylobacter jejuni
- Citomegalovirus
- Mycoplasma pneumoniae
- Virus de la hepatitis E
- **El virus de Epstein-Barr**

En el 2020 se publicó un estudio de caso, que describió el caso de un paciente joven que desarrolló síntomas de GBS después de una infección aguda por el virus de Epstein-Barr. El paciente experimentó debilidad muscular y pérdida de sensación, que son síntomas comunes del GBS. A través de exámenes clínicos y pruebas, los médicos confirmaron que el paciente tenía GBS en asociación con la infección por el virus de Epstein-Barr.

- **El virus de la influenza**

A lo largo de los años, se han observado ocasionalmente casos de síndrome de Guillain-Barré que se desarrollan después de infecciones por el virus de la influenza. Por ejemplo, en algunos brotes de gripe estacional, se ha notado un aumento en la incidencia de GBS en las semanas posteriores a la propagación del virus de la influenza.

- **El virus de Zika.**

Durante el brote de virus Zika que afectó a varias regiones, incluyendo América Latina y el Caribe, se observó un aumento en los casos de síndrome de Guillain-Barré. En 2015 y 2016, se notificaron varios casos de GBS en áreas afectadas por el virus Zika, lo que generó preocupación y llevó a investigaciones más detalladas sobre la posible asociación.

Cuadro sintomático:

Los síntomas comunes y de aparición temprana son las **parestesias** y la **hiposensibilidad** en los dedos de las manos y pies, aunque en 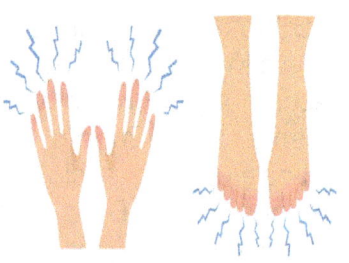 algunas ocasiones estos síntomas se encuentran ausentes.

La manifestación clínica más notable es la **debilidad muscular** que es más o menos simétrica y que evoluciona en cuestión de días, a una o dos semanas, y en algunos casos más de dos semanas. Afecta a la musculatura proximal y también distal de las extremidades, por lo general la musculatura pélvica antes que la escapular. Más adelante puede afectar a la musculatura del tronco, zonas intercostales, cuellos y músculos craneales.

En el 5% de los casos la debilidad evoluciona a una **parálisis motora total con insuficiencia respiratoria** en cuestión de días, y en casos graves puede haber parálisis de los nervios motores del ojo e incluso una falta de reactividad de las pupilas.

El **dolor** y **molestias** de los músculos aparecen en más de la mitad de los pacientes, en particular en las caderas, muslos y espalda, los mismos que a veces son relacionados de manera errónea por discopatía lumbar, distensión de músculos de la espalda o enfermedades del sistema locomotor.

La **sensación de ardor** en los dedos de las manos y pies aparece en algunos pacientes, y si estos aparecieron tempranamente, terminan siendo un problema persistente.

La **hipoestesia** suele ser poco detectable al inicio ya que suele ser variable en los primeros días.

Al inicio de la segunda semana, es común que disminuya el sentido de posición y vibración articular en dedos de pies y manos, y cuando estos aparecen, la **sensibilidad profunda** (tacto, presión y vibración) muestre mayor menoscabo que la **superficial** (dolor y temperatura).

La aparición de la **hiporreflexia** seguida por la **arreflexia** es muy común, durante la primera semana suele desaparecer el reflejo aquiliano

La **diplejía facial** aparece en más de la mitad de los pacientes, a veces es bilateral de manera seriada o simultánea en el transcurso de los días. La afección de otros pares craneales sueles aparecer después del ataque de brazos y cara, y suelen ser signos de una variante del GBS.

El **sistema autónomo** también suele afectarse, apareciendo taquicardia sinusal, y con menos frecuencia bradicardia, hiperemia facial, hipertensión e hipotensión fluctuantes, anhidrosis o diaforesis profusa episódica, en los casos leves aparecen una o más de estas afecciones que suelen persistir hasta más de una semana,

La **retención de orina** ocurre en el 15% de los pacientes, que suele comenzar después de la debilidad.

En casos graves suelen existir **complicaciones médicas** como consecuencia de la inmovilización y la insuficiencia respiratoria.

En el siguiente recuadro podrás encontrar la sintomatología arquetípica del GBS.

Sintomatología arquetípica del GBS
• Debilidad muscular progresiva bilateral, a menudo comenzando en las piernas y extendiéndose hacia arriba.
• Sensaciones anormales como hormigueo, dolor, calambres o adormecimiento en manos y pies.
• Disminución o ausencia de los reflejos osteotendinosa
• Dificultad para controlar la función de la vejiga y los intestinos.
• Afectaciones del sistema autónomo.
• Parálisis en casos graves, que puede afectar la respiración y requerir atención médica urgente.
• Puede haber debilidad significativa en la flexión del cuello y presagiar la necesidad de intubación

Evolución de la Enfermedad:

El GBS puede desarrollarse de manera repentina en cuestión de días o semanas, los síntomas tienden a empeorar durante las primeras semanas y luego estabilizarse, aunque la mayoría de las personas experimentan su punto máximo de debilidad en un plazo de cuatro semanas después de que comienzan los síntomas.

El 20% de las personas con GBS desarrollan falla respiratoria por lo que van a requerir de ventilación respiratoria.

A continuación, se describen las etapas típicas de evolución de la enfermedad:

Fase Aguda: El GBS suele comenzar de manera repentina, a menudo después de 2 a 4 semanas de una infección viral o bacteriana. Los síntomas iniciales van desde la debilidad muscular simétrica que progresa de manera ascendente (distal a proximal), en el aspecto sensitivo presentan dolor, parestesias, irritabilidad refleja del nervio, y perdida de la sensación del tacto superficial y profundo. A medida que avanza la debilidad, el paciente puede experimentar dificultades para moverse, particularmente al caminar y realizar varias actividades de la vida diaria. También es común presentar disminución o ausencia de reflejos, y en casos graves puede afectar la musculatura respiratoria.

Fase de Estabilización y recuperación: Después de alcanzar el punto máximo de debilidad, los síntomas del GBS tienden a estabilizarse, a medida que la respuesta inmunológica se modula y la inflamación disminuye, la progresión de la enfermedad se detiene entre varios días a varias semanas o meses, a partir de este punto, comienza la fase de recuperación gradual.

Fase de rehabilitación: A lo largo de semanas y meses, muchas personas comienzan a experimentar una recuperación gradual de la debilidad muscular que por lo general se da de proximal a distal, entre otros síntomas, la velocidad y la extensión de la recuperación varían según cada individuo. Algunas personas pueden recuperar completamente su fuerza y función muscular, mientras que otras pueden experimentar secuelas leves a moderadas.

Pronóstico:

Los pacientes con GBS suelen evolucionar bien después de terminar la fase aguda, más del 80% logra una deambulación independiente luego de 6 meses. Aun así, en el 5% de los casos son mortales, y en el 50% de los casos quedará alguna secuela.

Secuelas Comunes del Síndrome de Guillain-Barré:

Debilidad Muscular Residual: Después de la recuperación, algunas personas pueden experimentar debilidad muscular residual, esta debilidad puede ser más pronunciada en ciertos grupos musculares y puede afectar la capacidad para realizar actividades físicas intensas o levantar objetos pesados.

Fatiga: Muchas personas que se han recuperado del GBS informan fatiga persistente incluso después de que los síntomas agudos hayan disminuido.

Dificultades de Movimiento: Algunas personas pueden experimentar dificultades persistentes con el movimiento, como problemas de equilibrio, coordinación y marcha, esto puede afectar la capacidad para caminar o realizar tareas que requieren precisión motora.

Dolor: El dolor residual es otra secuela posible, puede manifestarse como dolor muscular, sensación de alfileres y agujas, o molestias en las extremidades, esta sensación puede ser intermitente o constante y variar en intensidad.

Problemas Sensoriales: Alteraciones en la sensibilidad táctil, como sensaciones de entumecimiento o hipersensibilidad, pueden persistir después de la recuperación, estos problemas pueden afectar la percepción del tacto y la capacidad para realizar tareas que requieren sensibilidad fina.

Dificultades Respiratorias: En casos graves de GBS, cuando la debilidad afecta los músculos respiratorios, las personas pueden requerir asistencia para respirar, aunque muchos pacientes se recuperan de esta debilidad respiratoria, algunos pueden experimentar una recuperación incompleta y requerir seguimiento médico a largo plazo.

Problemas Emocionales y Psicológicos: La experiencia de enfrentar una enfermedad grave como el GBS puede tener un impacto emocional duradero, algunas personas pueden experimentar ansiedad, depresión o estrés postraumático después de su recuperación.

Impacto en la Calidad de Vida:

Dificultades en las Actividades Cotidianas: La debilidad en miembros superiores e inferiores pueden dificultar las actividades diarias, como vestirse, bañarse o comer, debido a que la falta de fuerza en los músculos afectados puede limitar la independencia en estas tareas esenciales.

Limitación de Actividades: Las dificultades de movimiento pueden limitar la participación en actividades sociales y recreativas, haciendo que las personas pueden sentirse aisladas y desfavorecidas al no poder participar en actividades que solían disfrutar.

Dependencia en el Cuidado: En casos graves de GBS, las personas pueden volverse completamente dependientes de la ayuda de cuidadores para realizar tareas diarias y cuidados personales.

Cambios en la Calidad de Vida: La necesidad de adaptarse a cambios significativos en la movilidad y la independencia puede tener un impacto emocional en la calidad de vida, la ansiedad, la depresión son comunes en personas que luchan por recuperarse y adaptarse a la nueva realidad.

Capítulo 2

Fundamentos de la Terapia Ocupacional en el Síndrome de Guillain-Barré

Conceptos básicos de la terapia ocupacional y su papel en la recuperación del GBS

La Terapia Ocupacional se define como "una profesión de salud centrada en el cliente, preocupada por promover la salud y el bienestar a través de la ocupación, permitiendo a las personas participar en la vida cotidiana". En el contexto del GBS, los terapeutas ocupacionales desempeñan un papel crucial al brindar apoyo a las personas que enfrentan esta condición neurológica a corto plazo en la etapa aguda (Hospitalización) y a largo plazo en la fase de rehabilitación y posterior a esta

La práctica de la Terapia Ocupacional se enfoca en ayudar a las personas para modificar y adaptar elementos de sus ocupaciones, roles o entornos con el fin de respaldar su participación ocupacional en respuesta a los cambios en su vida.

Los individuos que padecen el GBS a menudo experimentan una serie de desafíos físicos, psicológicos, cognitivos y emocionales debido a la naturaleza impredecible e incierta de la enfermedad.

Los terapeutas ocupacionales aplican una combinación compleja de conocimientos y habilidades para abordar estas necesidades diversas, realizando evaluaciones exhaustivas y diseñando intervenciones específicas para ayudar a los pacientes a recuperar o adaptarse a las habilidades necesarias para llevar a cabo actividades de la vida diaria.

Para esto la Terapia Ocupacional debe enfocarse en los siguientes aspectos:

1. Evaluación Integral: Los terapeutas ocupacionales evalúan las capacidades físicas, psíquicas, cognitivas, emocionales y sensoriales, así como las habilidades funcionales y las necesidades individuales de los pacientes con GBS, esto incluye identificar las actividades que son importantes para el paciente y que se ven afectadas por la debilidad y otros síntomas.

2. Establecer Metas: En colaboración con el paciente, los terapeutas ocupacionales establecen metas de rehabilitación realistas y alcanzables, estas metas se basan en las capacidades actuales del paciente y se ajustan a medida que avanza la recuperación.

3. Diseño de Intervenciones Personalizadas: Los terapeutas ocupacionales diseñan planes de tratamiento individualizados para abordar las limitaciones específicas del paciente, por lo que las intervenciones van desde la **fase aguda** (prevenir deformidades, ulceras por presión, contracturas, control de edema) hasta la **fase de rehabilitación** (ejercicios de fortalecimiento, terapia de movimiento, entrenamiento en actividades de la vida diaria y adaptaciones en el entorno de ser el caso).

4. Entrenamiento de Actividades Cotidianas: La terapia ocupacional se enfoca en mejorar la capacidad del paciente para realizar actividades esenciales de la vida diaria, como vestirse, bañarse, cocinar y comer, entre otras, para esto los terapeutas proporcionan técnicas y estrategias para hacer estas actividades de manera independiente.

5. Adaptaciones en el Entorno: Los terapeutas ocupacionales pueden sugerir adaptaciones en el entorno del paciente para facilitar la realización de actividades, esto puede incluir la modificación de la disposición de muebles, el uso de dispositivos de asistencia y la recomendación de herramientas adaptadas.

6. Mejora del Equilibrio y la Coordinación: Dado que el GBS puede afectar el equilibrio y la coordinación, los terapeutas ocupacionales trabajan en ejercicios y técnicas para mejorar estas habilidades, esto puede ayudar a prevenir caídas y mejorar la seguridad durante las actividades.

7. Educación y Empoderamiento: Los terapeutas ocupacionales educan a los pacientes sobre su condición y les brindan herramientas para manejar sus limitaciones, con la intención de empoderar a los pacientes para participar activamente en su proceso de recuperación.

Importancia de la terapia ocupacional en la rehabilitación de pacientes con GBS.

Varios estudios demuestran que la participación en las actividades de la vida diaria y funcionamiento social se ven afectados en los sobrevivientes de GBS, esto se da porque varios de estos pacientes persistieron con su debilidad muscular, alteración sensorial, contracturas, fatiga, condiciones comórbidas y factores psicológicos como ansiedad, depresión y falta de motivación.

Por este motivo la terapia ocupacional desempeña un papel crucial en la rehabilitación de pacientes con GBS al ayudar a mejorar la

participación de las actividades de la vida diaria a través de marcos de referencia como el CIF o el Marco de trabajo de la AOTA, y utilizando diversos modelos de intervención (modelo biomecánico, modelo de control motor, modelo de ocupación humana, modelo fenomenológico).
Entre algunas de las funciones de la Terapia Ocupacional están:

Principios de rehabilitación y adaptación funcional.

1. Evaluación Individualizada:
Cada paciente con GBS es único en términos de la gravedad de la enfermedad, los síntomas y las necesidades, por lo que la rehabilitación comienza con una evaluación exhaustiva de la función física, la movilidad, las habilidades motoras y la calidad de vida del paciente. Esta evaluación ayuda a los terapeutas a comprender las limitaciones específicas del paciente y a desarrollar un plan de rehabilitación personalizado.

2. Inicio Temprano de la Rehabilitación:
La rehabilitación debe comenzar tan pronto como sea posible después del diagnóstico de GBS, incluso mientras el paciente aún está en la fase aguda de la enfermedad, siempre y cuando se encuentra termodinámicamente estable, es decir, que cuando se le hace una

movilización no hay alteraciones en frecuencia respiratoria, cardiaca. Incluso si la debilidad es pronunciada, los terapeutas pueden utilizar técnicas de movilización pasiva y estimulación para prevenir la rigidez muscular y mantener la movilidad de las articulaciones.

Prevenir la ulceras de presión y la aparición de contracturas y deformidades es de vital importancia en la fase aguda o de hospitalización, para que no haya tantas complicaciones y existan mejores avances en la fase de rehabilitación.

3. Objetivos Realistas y Graduales:

Los objetivos de rehabilitación deben ser realistas y establecerse de manera gradual, dado que la recuperación del GBS puede ser lenta, es importante establecer metas a corto y largo plazo que sean alcanzables para el paciente, muy importante celebrar los pequeños logros para motivar al paciente a seguir esforzándose.

4. Entrenamiento de la Fuerza y la Movilidad:

La debilidad muscular es una característica distintiva del GBS. Los terapeutas trabajarán en mejorar la fuerza muscular y la movilidad a través de ejercicios específicos y adaptados a las capacidades del paciente, como ejercicios isométricos, isotónicos y de resistencia pueden ayudar a reconstruir la fuerza muscular.

5. Trabajo en Equilibrio y Coordinación:

Dado que los problemas de equilibrio y coordinación son comunes en pacientes con GBS, se incluirán ejercicios diseñados para mejorar estas habilidades, estos ejercicios de equilibrio pueden ser realizados en superficies inestables o con el apoyo de un terapeuta.

6. Estimulación Sensorial:

En casos de sensaciones anormales persistentes, como hormigueo o adormecimiento, la estimulación sensorial puede ser parte de la rehabilitación, esto puede ayudar a reducir las sensaciones desagradables y mejorar la conexión entre el sistema nervioso y las extremidades afectadas.

7. Adaptación del entorno:

La terapia ocupacional se centra en mejorar la capacidad del paciente para realizar actividades cotidianas, esto puede incluir estrategias para superar las limitaciones físicas, como aprender técnicas de conservación de energía, adaptaciones en el hogar y el uso de dispositivos de asistencia.

8. Atención Psicosocial:

El proceso de rehabilitación puede ser emocionalmente desafiante para los pacientes, por lo que la atención psicosocial, que incluye el apoyo emocional y la educación sobre la enfermedad, es fundamental para ayudar a los pacientes a enfrentar los desafíos y mantener una mentalidad positiva.

9. Seguimiento y Ajuste Constante:

La rehabilitación en pacientes con GBS es un proceso en constante evolución. Los terapeutas revisarán y ajustarán el plan de rehabilitación a medida que el paciente avance en la recuperación y enfrente nuevos desafíos.

Capítulo 3

Evaluación Inicial y Diagnóstico

Los profesionales de la salud, incluidos fisioterapeutas y terapeutas ocupacionales, utilizan diversos métodos para medir y monitorear la progresión de la enfermedad y la respuesta a la rehabilitación.

Debido a las diversas características clínicas del GBS de una persona a otra, es de gran importancia valoraciones completas para entender las necesidades particulares de cada paciente.

Las evaluaciones variaran ligeramente según el entorno en el que se encuentre el paciente, ya que suelen estar desde la UCI, cuidados de agudos, áreas de rehabilitación y domicilio.

Para llevar a cabo esta evaluación, se puede llevar a través de observaciones directas del comportamiento, valoraciones estandarizadas y entrevistas formales e informales.

Aquí se presentan algunos de los métodos clave utilizados, será responsabilidad del terapeuta elegir las valoraciones más idóneas para su paciente y tomando en cuenta el entorno en donde se encuentre.

1. Escala de evaluación motora (MAS)

Nos va a servir para medir la recuperación motora mediante tareas funcionales.

2. Valoración de la fuerza muscular

- Test de Daniels.
- Dinamómetro.

3. Valoración de los rangos articulares.

- Goniometría

4. Pruebas de Actividades de la Vida Diaria (AVD):

- **Cuestionarios de AVD:** Los pacientes pueden completar cuestionarios que evalúan su capacidad para realizar actividades diarias, como vestirse, bañarse y comer de manera independiente. Algunas de las pruebas que se pueden utilizar incluyen:
- **Escala de Barthel Modificada para GBS (GBS-MBI)**
- **Medida de independencia funcional + Escala de evaluación funcional (FIM+FAM)**
- **Escala de Actividades de la Vida Diaria (EAVD)**
- **Escala de Lawton y Brody**

5. Valoración de la sensibilidad

- **Evaluación de la sensibilidad de Higuet-Zachary:** Valora el nivel de sensibilidad de las personas afectadas por lesiones de los nervios periféricos, mide tanto la sensibilidad táctil como dolorosa.

6. **Evaluación de la Calidad de Vida**
- **Cuestionarios de Calidad de Vida:** Estos cuestionarios evalúan el impacto del GBS en la calidad de vida del paciente, incluidos aspectos físicos, emocionales y sociales.
- **Cuestionario GBS-QoL**
- **Cuestionario SF-36**
- **Cuestionario EQ-5D**
- **Cuestionario PROMIS**

7. **Lista de verificación de roles**
Nos ayudará a tener la percepción que tiene el paciente sobre la participación de los roles en el pasado, presente y futuro.

Importancia de una evaluación multidisciplinaria en la planificación del tratamiento.

La evaluación multidisciplinaria juega un papel de vital importancia en la planificación de nuestros enfoques de tratamiento. A través de esta evaluación, obtenemos una visión completa de cómo el síndrome de Guillain-Barré (GBS) impacta en la vida del paciente, abarcando tanto los aspectos físicos, sensoriales, cognitivos como emocionales.
Además, esta evaluación nos permite detectar las necesidades únicas de cada paciente, lo que a su vez respalda la toma de decisiones

informadas y basadas en evidencia en lo que respecta al tratamiento y la rehabilitación más adecuados para cada caso individual. Al colaborar en un equipo multidisciplinario, nos aseguramos de brindar al paciente una atención coherente e integral, eliminando posibles redundancias y brechas en la atención proporcionada.

La esencia de la evaluación multidisciplinaria radica en su capacidad para abordar todos estos aspectos en la creación del plan de tratamiento. Este enfoque integral optimiza las posibilidades de lograr una recuperación exitosa y una adaptación satisfactoria a las circunstancias, garantizando así el bienestar del paciente en todas sus dimensiones.

Capítulo 4

Intervención en Terapia Ocupacional

La rehabilitación debe incluir tratamiento más allá del manejo sintomático del GBS y educación para mejorar la "participación" de las diferentes actividades de la vida diaria dentro de los límites de la enfermedad.

Por este motivo el tratamiento debe ser individualizado, alcanzable, basado en el tiempo y la funcionalidad, orientado a objetivos y con participación activa del paciente y la familia.

La intervención en Terapia Ocupacional desempeña un papel esencial en todas las fases del síndrome de Guillain-Barré, contribuyendo de manera significativa a la recuperación y mejora de la calidad de vida de los pacientes, brindando un enfoque integral y adaptado a las necesidades cambiantes de los pacientes a lo largo de la enfermedad, a través de enfoques personalizados y adaptativos, por lo que los terapeutas ocupacionales desempeñan un papel integral en cada etapa de la enfermedad.

A continuación, se presentará una introducción a los aspectos más significativos en los cuales el terapeuta ocupacional desempeña un papel crucial:

Intervención en la fase aguda del síndrome de Guillain Barré.

La intervención durante la fase aguda del GBS puede ir desde el inicio de sus manifestaciones clínicas que suelen ser de algunas horas hasta aproximadamente 4 semanas, en donde se deberá abordar los desafíos y las complicaciones que pueden surgir a medida que la debilidad muscular y otros síntomas continúan desarrollándose.

Durante esta fase, es esencial prevenir mayores complicaciones que pueden surgir por su cuadro clínico. aquí hay algunas áreas clave de intervención durante la fase aguda del GBS:

1. Preservar el alineamiento postural.

Debido a su parálisis flácida se debe evitar complicaciones como las contracturas, acortamientos musculares, retracciones tendinosas con deformidades subsecuentes, que por lo general se dan en los pies y las manos. Para esto se puede utilizar ortesis OTP, férulas extensoras de muñeca u otros elementos más económicos y sencillos.

Las posturas en las que generalmente se encuentra los miembros superiores son:
- Aducción y rotación interna de hombros, flexión de codos y manos empuñadas con aducción del pulgar en algunos casos, mientras que la posición de las muñecas y antebrazos son variables.

Por lo tanto, debemos ayudar a un correcto posicionamiento a nivel de miembros superiores:

a) A nivel de muñeca.

Debe colocarse en posición de leve dorsiflexión con los dedos extendidos, para lograr esta posición se ayudarán con una férula estabilizadora de muñeca, en el caso de no poseerla, se podrá usar una tira de tela para elaborar una férula extensora de muñeca en ocho, o el uso de cojines pequeños que faciliten la posición.

Férula posicional para la mano péndula

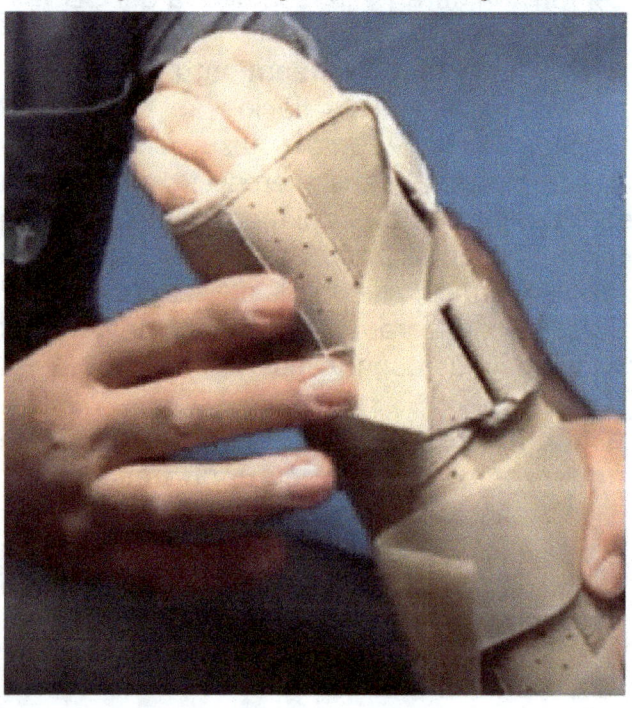

Estabilizador de muñeca artesanal en caso de no tener férula posicional.

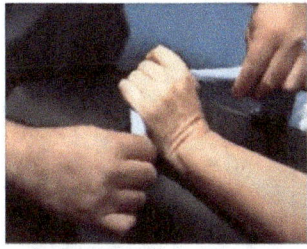

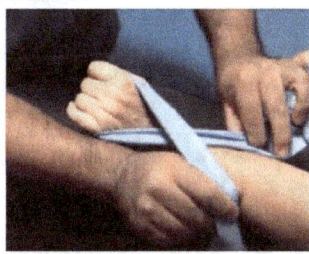

1. Pasar por debajo de la mano

2. Cruzar y extender la muñeca

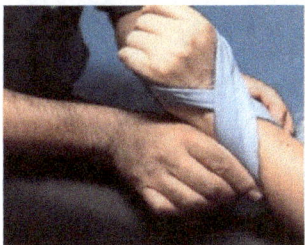

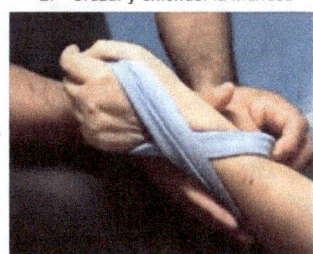

3. Cruzar por debajo del antebrazo como vendaje en 8.

4. Sujetarlos con un esparadrapo

b) Prevenir la subluxación del hombro.

Es la articulación que más propensa a lesionarse esta, debido a la inestabilidad que ocasiona la disminución del tono muscular, condicionando fácilmente a la sub luxación de dicha articulación. Para esto debemos estabilizar y facilitar su coaptación mediante el uso de una almohadilla en anillo, que puede ser realizada con una toalla.

Vendaje para prevenir la subluxación

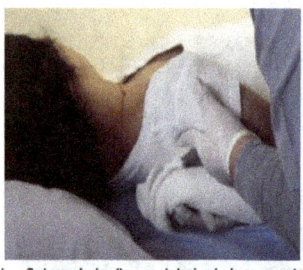 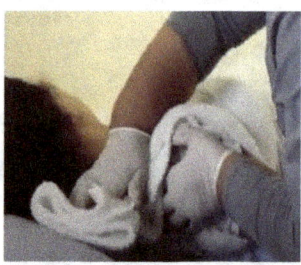

1. Colocar la toalla por debajo de la escapula
2. Hacer un aro alrededor del hombro, posicionándolo en una ligera abducción.

c) A nivel de codo.

Se debe colocar en semiflexión y alternar las posturas de supinación y pronación mediante el uso de cojines.

Los patrones de posturas más comunes en los miembros inferiores son:

- **Patrón flexor**: flexión y aducción de caderas, flexión de rodillas y pies en equino.
- **Patrón extensor**: caderas en semiflexión, rodillas en extensión o hiperextensión, pies en equino e inversión plantar, en ocasiones aducción de caderas que lleva a las extremidades al entrecruzamiento.

Por lo tanto, debemos ayudar a un correcto posicionamiento a nivel de miembros inferiores.

d) A nivel de cadera.

Evitar la tendencia a la flexión y rotaciones externas mediante el uso de cojines, toallas o mantas adecuadamente colocadas.

e) A nivel de rodilla

Debido a la disminución del tono muscular suele aparecer una hiper extensión de la rodilla, para evitar esta postura, se deberá colocar una almohadilla o rodillo hecho con una toalla para mantener una leve flexión de la rodilla.

f) A nivel de tobillo

Se debe prevenir la plantiflexión pasiva con retracción posterior del tendón de Aquiles, mediante el uso de férulas tipo OTP, en caso de no tener esta férula, se puede adaptar mediante tiras de tela para elaborar una especie de férula dorsiflexora en ocho de tobillo.

Técnica postural de alineamiento del miembro inferior

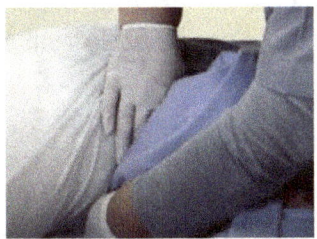
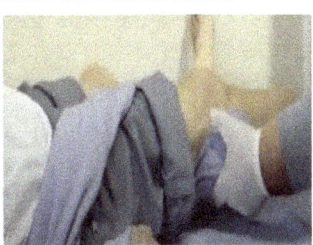

1. Colocar un extremo por debajo de la cadera
2. Controlar la rotación con un vendaje en espiral

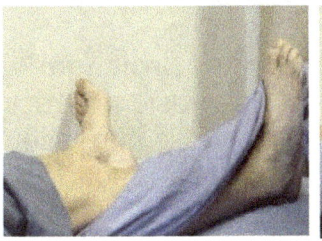
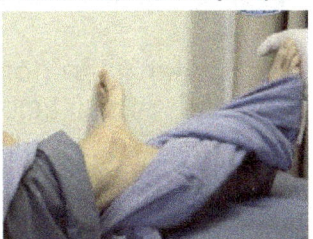

3. Pasar por debajo de la rodilla y llevarlo por la planta del pie.
4. Realizar una flexión dorsal y el otro extremo de la sabana termina por debajo de la rodilla

Como dato adicional, para evitar que las cobijas gruesas venzan la férula improvisada con tela, se recomienda poner un arco rígido sobre los pies o una caja de cartón sobre la cual descase la cobija.

Evitar la plantiflexión por el peso de la sabana

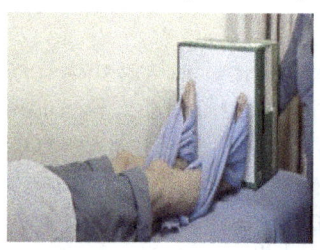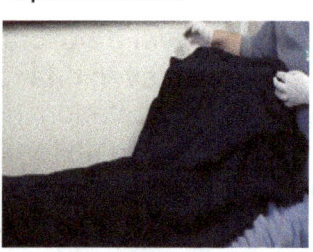

1. Colocar una caja que de soporte a los pies
2. Colocar la sabana por encima de la caja manteniendo la postura adecuada de los tobillos

2. Prevenir el riesgo de Hipercalciuria

Luego de una inmovilización prolongada existe un riesgo de padecer de hipercalciuria, la cual podremos prevenir parcialmente mediante la verticalización precoz sobre mesa, unos 30 minutos al día como mínimo, además la diuresis diaria de alrededor de 2 litros nos permitirá reducir el riesgo de litiasis.

3. Evitar daño por reposos prolongado

Vigilar las zonas típicas de presión y roces según la postura del paciente y una buena higiene corporal, nos ayudaría a reducir los riesgos de ulceras por presión.

La prevención se da a través de un programa de instalación y de mantenimiento trófico estricto para evitar la aparición de úlceras, por lo que se insistirá en la importancia de los cuidados minuciosos de enfermería, los cuales se deberán basar en:

- Cambio de posición y la higiene corporal del paciente en cama cada 3 horas en posición alternas y sucesivas, decúbito supino, decúbito lateral izquierdo en tres cuartos, decúbito supino, decúbito lateral derecho en tres cuartos, etc.
- Vigilar las zonas de riesgo (talones, maléolos, tibiales, trocánter mayor, sacro, condilios femorales, isquion y omoplatos)
- Dar masajes suaves de 3 a 4 veces al día en las zonas de riesgo para reestablecer la circulación.
- Baño diario si es posible por camas duchas, cuidados de los esfínteres después de cualquier mancha, aporte nutritivo superior a 2500 calorías.
- La implementación de colchones anti escaras como medio preventivo de lesiones cutáneas.

4. Mantener los rangos articulares.

Evitar la atrofia muscular y mejorar la circulación y drenaje linfático, para reducir el riesgo de TVP. Además, con esto evitaremos la rigidez articular y retracción muscular, siempre que se realice las movilidades hay que tener en cuenta el dolor muscular y tendinoso del paciente, por lo tanto, la movilidad deberá ser suave y lenta.

a) El uso de las movilizaciones pasivas, nos ayudara a mantener la propiocepción y el trofismo cartilaginoso, poner mayor énfasis en las articulaciones de mayor afectación. Estas movilizaciones pasivas se deberán hacer de 2 a 3 veces al día, en toda su amplitud articular y con suavidad para evitar la exacerbación de la fatiga o dolor, que podría retardar el proceso normal de recuperación del GBS.

b) Entrenar a la familia en como movilizar a su familiar es de gran ayuda, ya que ellos podrían realizarlo en los momentos que el TO no podría hacerlo.

c) El uso de estiramientos debe estar enfocados en aquellos músculos que suelen tener una tendencia a la retracción como el tríceps sural, isquiotibiales, psoas iliaco, aductores, flexores del carpo, etc. Ya que, si existieran retracción, pueden causar desequilibrios estructurales luego que empiezan a tener movilidad activa

d) Importante tener cuidado en las movilizaciones del hombro, porque si existe una disminución del tono muy pronunciada podríamos provocar una subluxación.

5. Entrenamiento en Actividades de la Vida Diaria.

Durante esta etapa, la alimentación probablemente sea vía nasogástrica, la vestimenta, el aseo y entro otras actividades de la vida diaria básicas, deberán ser realizados por terceros.

6. Educación sobre la Progresión del GBS

Los familiares y pacientes deben comprender cómo se desarrolla el GBS y qué esperar en términos de síntomas y recuperación. Los terapeutas proporcionan educación continua para que los pacientes junto a la familia puedan tomar decisiones informadas y sentirse empoderados en su proceso de rehabilitación.

7. Apoyo Psicológico y Emocional Continuo.

La fase aguda del GBS puede ser desafiante emocionalmente, por lo que se debe brindar apoyo emocional continuo y estrategias de afrontamiento para ayudar a los pacientes a enfrentar los desafíos físicos y emocionales.

8. Seguimiento Regular.

La intervención en esta fase debe ser continua y adaptable, por lo que los pacientes deben someterse a evaluaciones regulares para monitorear su progreso y ajustar el plan de tratamiento según sea necesario.

Caso Clínico: Paciente con GBS en Fase Aguda

Paciente: Juan, de 32 años, previamente sano, comenzó a experimentar debilidad muscular progresiva en las piernas y las manos, además de sensaciones anormales en los dedos, hace aproximadamente 2 semanas. Fue hospitalizado con diagnóstico de GBS confirmado.

Presentación Clínica: Al ingreso, Juan presentaba debilidad significativa en las piernas y los brazos, dificultades para moverse y realizar actividades básicas de la vida diaria, como vestirse, bañarse y comer. También experimentaba sensaciones anormales, como hormigueo y entumecimiento, en sus extremidades.

Tratamiento en TO en la Fase Aguda:

1. Evaluación Inicial:

El terapeuta ocupacional realizó una evaluación integral de Juan para comprender su estado físico, funcional, sensorial y emocional. Se evaluaron la fuerza muscular, la movilidad articular, la sensibilidad táctil y la capacidad de realizar tareas cotidianas.

2. Preservar el alineamiento postural:

Dado que Juan presentaba debilidad muscular, el terapeuta trabajó en el alineamiento postural para la prevención de complicaciones, como contracturas musculares y úlceras por presión. Se realizaron ejercicios de movilización pasiva y activa para mantener la flexibilidad de las articulaciones y evitar la rigidez, además de usar ortesis y cambios de postura.

3. Movilización: Se realizaron ejercicios de movilización temprana para prevenir la atrofia muscular.

4. Estimulación Sensorial y Conciencia Corporal: Se realizaron ejercicios de estimulación sensorial para mejorar la conexión entre la mente y el cuerpo de Juan. Esto incluyó técnicas de masaje suave, estimulación táctil y ejercicios de conciencia corporal para ayudar a Juan a recuperar la sensación y la coordinación.

5. Prevenir el riesgo de hipercalciuria: Iniciando la verticalizacion de forma precoz durante al menos 30 minutos.

6. Apoyo Emocional: Dado que el diagnóstico de GBS y la debilidad muscular pueden ser emocionalmente desafiantes, el terapeuta ocupacional brindó apoyo emocional y estrategias de afrontamiento a Juan y su familia. Se alentó la comunicación abierta y se proporcionaron recursos para ayudar a lidiar con el estrés emocional.

6.Educación y Participación Activa: El terapeuta educó a Juan sobre el GBS, su proceso de recuperación y el papel continuo de la TO en su rehabilitación. Se fomentó la participación activa de Juan en su tratamiento y se establecieron objetivos realistas para su recuperación.

Intervención en la fase de estabilización y recuperación del síndrome de Guillain Barré.

Durante esta fase los síntomas se estabilizan y comienza la gradual mejora de la debilidad muscular y otros problemas de función, en este periodo la intervención se centra en mantener las medidas preventivas de la fase anterior y maximizar la recuperación funcional, prevenir complicaciones a largo plazo y apoyar la transición del paciente hacia la independencia.

En cuanto sea posible se debe iniciar la verticalización, mientras que el fortalecimiento muscular deberá irse adaptando a la recuperación.

No olvidar que la recuperación de las polineuropatías puede ser lentas, en ocasiones duran de 12 a 18 meses, y en el 10 al 20% de los pacientes tienen una evolución prolongada que pueden dejar secuelas importantes.

Nuestro trabajo se justificará desde un marco de referencia de rehabilitación o compensatorio, el cual propone facilitar el desempeño en diversas actividades de la vida diaria por medio de la adaptación de las actividades o a través de métodos compensatorios como las modificaciones ambientales, equipamiento adaptado o de asistencia

Importante realizar valoraciones del rango articular, la fuerza muscular, EVA, Barthel, entre otras para poder saber en qué condiciones se encuentra el paciente y poder cuantificar los avances de la rehabilitación posteriormente.

Aquí están las áreas clave de intervención durante la fase de estabilización y recuperación del GBS:

1. Mantener y mejorar la movilidad.

Antes de comenzar con los ejercicios de movilización articular, hay que recordar que una vez la enfermedad del GBS se haya estabilizado y comience a recuperarse la movilidad, esta va aparecer de proximal a distal, por lo que lo primero en recuperarse es la cintura escapular y pélvica, mientras que lo último en recuperarse son las manos y los pies. Tomando en cuenta esto será de incidir en las articulaciones periféricas que son las que tienden a la retracción.

Se comenzará con movilizaciones pasivas al comienzo y a medida que aparezca el movimiento se lo ira sustituyendo por la movilización activa asistida, terminando con movilizaciones activas.

2. Fortalecer y reeducar la función muscular.

Como se lo mencionó anteriormente la musculatura proximal es la que primero se recupera antes que la distal, hay que tener en cuenta esto para saber que ejercicios de fortalecimiento se debe hacer a cada articulación.

Si bien es posible que la motricidad favorezca el proceso de recuperación espontanea. El fortalecimiento de los músculos reinervados se hace primero de forma analítica, sabiendo modular la intensidad, el número y duración de los ejercicios.

Un musculo en proceso de reinervación aún no está en las condiciones de realizar un esfuerzo intenso, sea cual sea la duración.

A un principio se deberán hacer únicamente isométricos.

Se utilizarán técnicas de fortalecimiento muscular por medio de facilitación propioceptiva y sensitivomotriz, por lo que los funcionamientos de las motoneuronas pueden ser mejorados por:

- Estiramiento breve del musculo que desencadena el reflejo de estiramiento.
- Maniobras de tracción para los movimientos en flexión o de coaptación para los movimientos en extensión.
- Presión cutánea en la dirección del movimiento.
- Estimulación visual y auditiva.
- Técnica Kabat, basándonos en el principio de irradiación de energía desde los músculos más fuertes hacia los músculos más débiles, mediante una cocontracción de los músculos sinérgicos. Esta técnica busca el gesto funcional y no solo la aparición de una contracción, esta técnica se la puede usar en periodos de déficit completo

mediante movilizaciones pasivas a un inicio.

Durante estos ejercicios es importante tener en cuenta la fatiga y el estado del paciente, porque si no podemos ralentizar el proceso propio de recuperación.

3. Restauración de la Función Motora

La intervención se orienta hacia la restauración de la función motora y la coordinación, para esto se trabajan ejercicios específicos para mejorar la destreza y la coordinación de movimientos, permitiendo que los pacientes vayan recuperando su funcionalidad en las actividades de la vida diaria.

- Iniciará con un trabajo funcional de prensión, con el fin de reforzar la resistencia y la precisión de los movimientos, se deberá asociar con un trabajo postural.

4. Estimulación sensorial

Es común en las alteraciones del sistema nervioso periférico la aparición de dolores neuropáticos, por eso es importante aportar a la medicación con otras medidas complementarias.

- El uso de la desensibilización como medio para tratar la hiperestesia, esta técnica consiste en estimular de forma progresiva el territorio cutáneo hipersensible, con la ayuda de vibraciones de 80 Hz.
- El uso de neuroestimulación transcutánea ha resultado ser un medio antológico eficaz y rápido.
- El uso de cremas de capsaicina, ya que bloquean las fibras nociceptivas aferentes de diámetro pequeño.
- **Rehabilitación de las sensibilidades**, lo veremos en el capítulo de técnicas específicas ya que es un tema más amplio.

5. Manejo de los déficits vegetativos.

Durante el GBS el sistema autónomo es uno de los más afectados, por eso es de gran importancia tratar los trastornos que pueden aparecer.

a) Trastornos tróficos cutáneos

Las rigideces en las manos y pies son acompañadas de importantes alteraciones vasomotoras, por este motivo, para evitar la rigidez articular es de gran importancia tratar el edema mediante drenaje linfático, elevación de los miembros, movilización precoz, técnica manual de fricción y presión estática en sentido distal a proximal y masajes.

b) Trastornos cardiovasculares

Después de superar la fase aguda, suele haber hipotensión ortos tatica, para ayudar a prevenir la aparición de esta, se realizará una verticalizacion progresiva y se colocaran contención elástica como medida.

c) Trastornos del tránsito intestinal

Masaje del marco cólico en el sentido del tránsito y estimulando el reflejo gastrocólico tomando bebidas heladas.

6. Entrenamiento en Habilidades de la Vida Diaria

Debido a los déficits secundarios que aparecieron, dificultara la participación, autonomía e independencia en las actividades de la vida diaria, por lo que en un inicio trataremos de compensar sus dificultades.

En esta etapa nos enfocaremos en la participación por medio de ayudas técnicas, o ayuda de terceros, con la finalidad de ir recuperando su autonomía e independencia en las actividades de la vida diaria básica.

a) Movilidad funcional, enseñar la forma correcta de cómo moverse en la cama, para que cambie solo de posiciones mientras este encamado, hasta llegar a la sedestación.

b) **Transferencias,** ya empezamos a trabajar en las transferencias de la cama a la silla de rueda, de la silla de rueda al inodoro o ducha, y de la silla de rueda a la cama. Recordad que todo es un proceso paulatino comenzar con lo más fácil hasta lo más difícil, si necesitan ayuda de tablas de transferencia, o de auxiliares no dude en usarlos.

c) **Ducharse,** si ya tiene un control en sedestación, el paciente deberá ya bañarse por sí mismo, si hay que hacer aditamentos para que alcance a lavarse el cabello, o para que pueda enjabonarse, deberá hacerse para que vaya ganando confianza y autonomía.

d) **Alimentación,** una vez que ya se haya retirado la alimentación nasogástrica porque había evidencia de disfagia y peligro de aspiración, se debe iniciar el manejo terapéutico del complejo oro facial a través de maniobras extra o intra oral. Los contenidos y volúmenes deben ser manejados de preferencia por el profesional nutricionista. Más adelante se detallará este punto. En el caso que no haya riesgo de aspiración, y el paciente ya tenga un buen control cefálico y sedente, se podrá iniciar la alimentación independiente, en el caso que aún no tenga fuerza suficiente en mano para agarrar la cuchar, se deberá primero seguir usando la férula extensora para mantener una posición correcta de la mano y segundo usar ayudas técnicas para la cuchara.

7. Actividades manuales.

Las participaciones en las actividades de la vida diaria se van a ver comprometidas por las dificultades de la preminencia del déficit motor que se asociación a retracciones dando como resultado dos tipos de mano:

- **Mano plana**, donde la musculatura intrínseca son deficitarios mientras que la musculatura extrínseca es funcional, conociendo esto, se puede usar una ortesis estática de estabilización de las metacarpofalángicas en flexión, para ayudar a una prensión digitopalmar.
- **Mano retráctil** en deformación inversa, donde las articulaciones metacarpofalángicas se encuentra fija en flexión, y en la que solo una tenodesis ayudara a recuperar la función prensil.

Mientras que para la realización de las actividades como bañarse, alimentarse, cambiarse, se deberán usar ayudas técnicas como se explicó en el punto número 6.

8. Adaptación y Uso de Dispositivos de Asistencia.

A medida que los pacientes progresan en su recuperación, los terapeutas ocupacionales pueden evaluar la necesidad de dispositivos de asistencia a largo plazo, como ortesis o ayudas técnicas, estos dispositivos pueden ayudar a mantener la funcionalidad y la independencia en las actividades de la vida diaria básicas.

Uso de ortesis extensoras mientras realza actividades

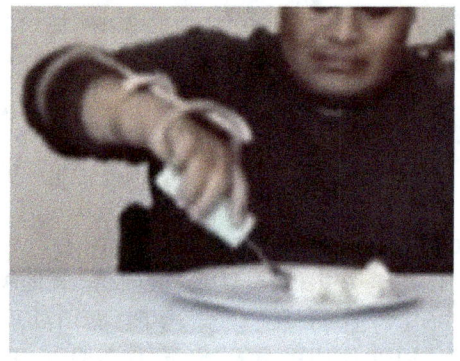

9. Rehabilitación Funcional

Como terapeutas ocupacionales sabemos la importancia de realizar ejercicios y actividades que simulan situaciones del mundo real, ya que con esto podemos mejorar el equilibrio, la coordinación, la fatiga, tolerancia a la actividad y la resistencia, permitiendo que los pacientes se reintegren a sus actividades y roles habituales.

10. Evaluación de la Capacidad Cognitiva

Si el paciente ha experimentado cambios cognitivos durante el GBS, los terapeutas ocupacionales evalúan la capacidad cognitiva y la concentración, se pueden utilizar estrategias de manejo cognitivo para abordar las dificultades cognitivas y promover la participación en actividades. Aunque esto no es común y si existe se trataría más de un factor ya existente previo al GBS.

11. Apoyo Psicosocial Continuo

La recuperación puede ser emocionalmente desafiante, y los terapeutas ocupacionales brindan apoyo psicosocial continuo, incluyendo estrategias de afrontamiento y asesoramiento para ayudar a los pacientes a enfrentar los desafíos emocionales y psicológicos.

12. Planificación para la Transición a la Vida Diaria

A medida que los pacientes se acercan a la independencia funcional, los terapeutas ocupacionales colaboran en la planificación de la transición a la vida diaria, ayudando a los pacientes a establecer objetivos a largo plazo y desarrollar estrategias para mantener su independencia.

Intervención en la fase de rehabilitación o ambulatoria del síndrome de Guillain Barré.

Es un período en el cual los pacientes experimentan mejoría significativa en sus síntomas y funciones, sin embargo, las deficiencias aún se mantienen lo cual provocan en los pacientes dificultades en la participación de las actividades, reincorporación al hogar, al trabajo y a la vida social.

Antes de comenzar con la rehabilitación se deberá realizar las siguientes valoraciones:

- Examen muscular tomando en cuenta la condición física previa del paciente y su ocupación.
- Examen sensorial incluyendo el tacto superficial, estereognosia, dolor y temperatura, propiocepción y discriminación en dos puntos.
- Examen funcional para ver su dependencia o independencia en actividades de la vida diaria.

El tratamiento seguirá enfocándose en el fortalecimiento, recuperar movilidad, mejorar la sensibilidad, la utilización de ortesis si es pertinente, el uso de silla de ruedas, etc. Sin embargo, lo deberemos centrar en los ámbitos de la ocupación como el autocuidado, la productividad, el ocio, las habilidades de desempeño abordándolos a través de la cognición, lo sensoriomotoro y lo psicosocial.

1. Continuación del Fortalecimiento Muscular y Movilidad

A medida que la recuperación progresa, se continúa el trabajo en el fortalecimiento muscular y la mejora de la movilidad. Los terapeutas ocupacionales adaptan los ejercicios y las actividades para promover el desarrollo muscular y la recuperación funcional, respetando los principios de conservación y protección articular en la realización de los ejercicios.

2. Retorno al trabajo y hogar

Regresar a su hogar o trabajo es de vital importancia para los pacientes con GBS, por este motivo los terapeutas ocupacionales debemos ofrecerles un entorno seguro y eficaz, por lo que debemos trabajar en la modificación del entorno laboral y doméstico.

3. Entrenamiento en las actividades de la Vida Diaria

En esta fase, se empezará a tratar de disminuir la asistencia requerida en las actividades de la vida diaria, además se deberá desarrollar a una rutina para ayudar a conservar la energía y evitar la aparición de la fatiga.

4. Manejo del dolor.

Más de un tercio de los pacientes con GBS manifiesta un dolor intenso después de un año de la aparición de su enfermedad.

Y varios estudios demuestran que el dolor persiste por más de 10 años, convirtiéndose en un dolor crónico, el mismo que se caracteriza por dolor muscular en las extremidades y zona lumbar, parestesias dolorosas, artralgia y dolor radicular.

Aunque es difícil comprender la patogénesis de estos dolores, se cree que el dolor muscular y la artralgia se deben a la inmovilidad de las primeras fases de la enfermedad.

Mientras que el dolor neuropático puede ser por causa de la regeneración o daño persistente de las fibras nerviosas pequeñas.

Entre las estrategias están movilizaciones precoces y técnicas de estimulación que pudieron leer en la fase de recuperación.

5. Retorno a Roles y Actividades Previas.

La intervención se dirige hacia la reintegración en roles y actividades previas, como regresar al trabajo, retomar las responsabilidades familiares y participar en actividades recreativas. Los terapeutas ocupacionales trabajan para superar los obstáculos que puedan surgir en esta etapa.

6. Evaluación de Adaptaciones Necesarias.

Se evalúa si los dispositivos de asistencia y adaptaciones implementados previamente todavía son necesarios o si se pueden ajustar en función de la mejora funcional del paciente.

7. Abordaje de Dificultades Residuales.

En algunos casos, los pacientes pueden experimentar dificultades residuales, como debilidad leve, fatiga o alteraciones sensoriales. Los terapeutas ocupacionales diseñan estrategias para abordar estas dificultades y ayudar al paciente a adaptarse a ellas.

8. Fomento de la Participación Social.

Los terapeutas ocupacionales trabajan en el desarrollo de habilidades sociales y estrategias para promover la participación activa en la comunidad y las relaciones sociales. Esto puede incluir la planificación de actividades sociales y la construcción de redes de apoyo.

9. Evaluación de Resultados a Largo Plazo.

La intervención en esta fase se evalúa a lo largo del tiempo para medir los resultados a largo plazo y la sostenibilidad de la recuperación. Los terapeutas ocupacionales pueden realizar evaluaciones periódicas para garantizar que los pacientes sigan logrando sus objetivos.

Parte II

Intervenciones Terapéuticas Específicas

CAPÍTULO 5. BIOFEEDBACK PARA CONTROLAR EL DOLOR EN PACIENTES CON GBS.

CAPÍTULO 6. ENTRENAMIENTO EN LAS ACTIVIDADES DE LA VIDA DIARIA.

CAPÍTULO 7. EJERCICIO TERAPÉUTICO EN LAS DISTINTAS FASES DEL GBS

CAPÍTULO 8. ESTRATEGIAS DE CONSERVACIÓN DE ENERGÍA.

CAPÍTULO 9. LITERATURA RECOMENDADA.

Capítulo 5

Biofeedback para controlar el dolor en pacientes con GBS

Es un síntoma frecuente con una intensidad moderada en el 29% y 89% de los casos y en algunos casos llega a ser severa. En la mayoría de los casos puede persistir luego de que se hayan recuperado de la enfermedad, convirtiéndose en un síndrome de dolor neuropático.

El dolor neuropático aparecen en todas las variantes del GBS, pero más en la variante tipo neuropatía axonal sensorial y motora aguda (AMSAN).

Factores como la depresión, la ansiedad y la mala calidad de vida pueden influir en la interpretación subjetiva del dolor.

Es posible que los pacientes con GBS a pesar de los tratamientos farmacológicos que esté llevando para controlar el dolor, no sepa todavía como controlar sus actividades diarias individuales, en familia y en la sociedad.

Por lo tanto, enseñar técnicas podría contribuir a largo plazo, a convivir con el dolor y aumentar su calidad de vida.

Las siguientes técnicas de intervención son solo un ejemplo de cómo abordar a una persona con GBS en las diversas áreas de ocupación, no todos los pacientes van a requerir asistencia en todas las áreas, y algunas pueden necesitar más intervenciones que otras, así que como terapeutas ocupacionales debemos adaptar a las necesidades de nuestros clientes, utilizando los enfoques de tratamientos que crea más oportuno.

Retroalimentación neurobiofuncional o biofeedback.

El biofeedback ha sido respaldado científicamente por su eficacia en el tratamiento de afecciones como el insomnio, el TDAH, el dolor crónico, los trastornos de ansiedad, las fobias y otros problemas de salud. A pesar de esto, este innovador enfoque terapéutico está en desarrollo constante.

Aunque existe poca evidencia sobre esta técnica para mitigar el dolor en pacientes con GBS, vale la pena intentarlo, ya que, según expertos que han tratado a pacientes con GBS dicen que ayuda al control del dolor, disminuyendo el uso de medicamentos. Por otro lado, para usar esta técnica nos permitiría aumentar la investigación sobre el uso de esta técnica en el tratamiento del dolor en personas con GBS, a continuación, te hablare brevemente sobre el biofeedback y cuáles de sus técnicas serían las más idóneas para tratar el dolor.

El **biofeedback** es un enfoque terapéutico que involucra la utilización de un sistema de sensores para que el paciente pueda seguir y entender en tiempo real varios indicadores fisiológicos que proporcionan detalles sobre el funcionamiento de su cuerpo.

El único requisito para que un paciente sea elegible es que tenga una capacidad de cognición mínima, ya que durante la técnica se necesitaran de respuestas corticales.

Este tratamiento establece una especie de ciclo de retroalimentación mediante el cual la persona logra controlar de manera más eficiente aspectos como el ritmo cardíaco y la temperatura corporal, entre otros.

Para esto el paciente recibe información inmediata sobre lo que está sucediendo en diversas áreas de su cuerpo. De esta manera, tiene la oportunidad de aprender a asociar estos eventos con sus propias sensaciones y, en última instancia, a regular algunas de sus funciones corporales.

Uno delos objetivos del biofeedback que respaldaría su uso en el dolor, es que trata de ayudar controlar el deterioro neuromotor y bloquear o controlar el dolor.

Según el biofeedback es altamente utilizado en pacientes con dolor crónico o agudo, porque nos sería útil desde la fase de hospitalización en los pacientes con GBS. A continuación, te enumero los objetivos que se tiene el controlar el dolor:

- Evitar el dolor por inmovilizaciones, disinergias o tensión.
- Eliminar y controlar el miedo al movimiento.
- Disminuir el tiempo de recuperación.
- Controlar el nivel del dolor e incluso eliminarlo.
- Evitar situaciones disfuncionales psicológicas como la angustia o la depresión.
- Evitar el establecimiento a largo plazo de disfunciones como, alteraciones sociales, laborales, físicas, vigilia-sueño, sexuales, lúdicas y ocupacionales.
- Evitar la instalación de patrones motores de defensa o evitación.

Existen diversos tipos de estímulo según lo que se desee trabajar, en este este caso como nos centraremos en tratar el dolor, el estímulo más utilizado es:

- **Estimulación con sensores de lectura de retroalimentación audio-visual.**

los sensores utilizados son electromiográficos de superficie, térmicos, posicionales angulares, cardiacos, respiratorios y de presión sanguínea.

El sensor aconsejable en un inicio para controlar el dolor son los térmicos, cardiacos o respiratoritos, ya que estos influyen en los sistemas simpáticos y parasimpáticos y en el control emocional, lo cual nos ayudaría posteriormente cuando se trabaje la parte neuromuscular, ya que podrá controlar la aparición del dolor.

Para ampliar más la información está el libro de Neurorrehabilitacion de Cano de la cuerda.

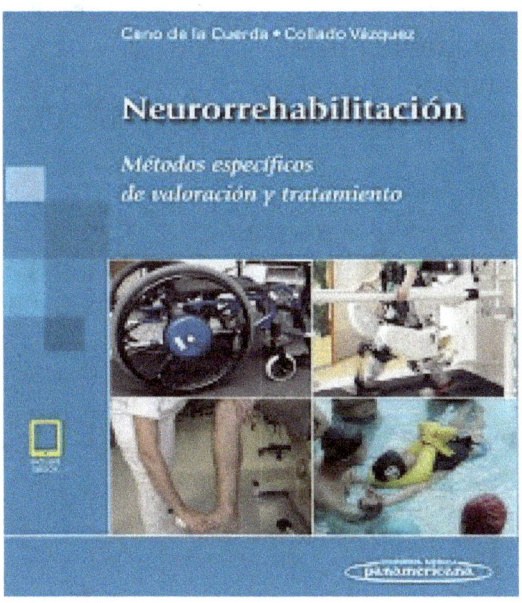

Capítulo 6

Entrenamiento en las actividades de la vida diaria

Durante el curso del GBS, los pacientes a menudo experimentan una marcada debilidad muscular y otros síntomas que pueden dificultar significativamente su capacidad para llevar a cabo las actividades de la vida diaria (AVD) de manera independiente. La fase de rehabilitación es un componente crítico en el proceso de recuperación de los pacientes con SGB, y el entrenamiento en las AVD desempeña un papel muy importante que el TO debe abordar.
A continuación, te presento como podría ser un plan de intervención enfocado en las AVD.

1. **Baño.**
- El paciente estará sentado en la cama y se dará un baño utilizando un paño y aplicando jabón para limpiarse el cuerpo.
- Supervisar las tareas en las que el paciente no pueda realizarlo y asistirlo.
- Modificar las tares según sea necesario a lo largo de la actividad para promover la autonomía e independencia.

2. **Ducharse**
- El paciente pasa de una silla de ruedas o andador a una silla de ducha.
- La asistencia deberá ir disminuyendo conforme avance su recuperación.

- Modificar el entorno para maximizar su independencia y autonomía, adaptando un cabezal de ducha extraíble, barras de apoyo o agarraderas antideslizantes en la parte inferior de la ducha.

3. Manejo del intestino y la vejiga.
- Desarrollar un horario para ir al baño, el mismo que puede estar programado con una alarma.

4. Vestimenta.
- Iniciar por ponerse la ropa interior y pantalones mientras está sentado, y luego tirar ambos al mismo tiempo, eliminado pasos adicionales.
- Uso de un bastón para colocarse el calcetín y el calzado.
- Gancho para abotonar.
- Pantalones con elástica, evitando el uso de correas.
- Adaptar el armario para que el paciente no tenga dificultades de escoger y retirar su ropa.

5. Alimentación.
- Podemos aumentar la fuerza practicando movimientos de la lengua y comiendo con la boca cerrada.
- Modificar la tarea introduciendo una funda de bolo para practicar la masticación de los alimentos sin riesgo de aspiración.

- El uso de ayudas técnicas adaptando utensilios para comer o adaptando platos para evitar que el alimento se riegue.

6. Movilidad funcional.
- Si aún no puede soportar el peso, las transferencias pueden incluir un traslado de dos personas.
- El paciente puede ayudarse con una tabla deslizante o un disco de transferencia si es capaz de soportar el peso.
- Entrenamiento en el uso de silla de ruedas o andadores para garantizar la seguridad en la movilidad.
- Modificar la silla de ruedas o andadores colocándole una cesta, para ayudar al paciente a transportar elementos de un lugar a otro.

7. Aseo personal.
- Usar un cepillo de dientes con un mango modificado para facilitar el agarre.
- Adaptar el cortaúñas
- Usar afeitadora eléctrica en lugar de navajas de afeitar.

8. Sexualidad
- Educar al paciente sobre posiciones alternativas para conservar la energía y maximizar la satisfacción sexual.

- El paciente puede querer darse satisfacción a sí mismo, y para esto el terapeuta ocupacional puede modificar la actividad para satisfacer estas necesidades.

9. Higiene de baño

- Es posible que el control en sedente todavía no sea bueno, por eso adaptar la tarea de usar al baño es importante.
- Adaptar el baño con barras de apoyo, asiento inodoro elevado, pinzar para limpiarse, alcanzador para agarrar cosas que estén lejos de su alcance.
- El caso de usar catéter, enseñar cómo cambiar este o una bolsa de colostomía en el caso de que lo use en la casa.

Capítulo 7

Ejercicio terapéutico en las distintas fases del GBS

Fase Aguda o de hospitalización.

Contracciones Isométricas Suaves:
En la etapa aguda del síndrome de Guillain-Barré, los ejercicios deben ser cuidadosamente adaptados para estimular la contracción muscular sin generar tensión excesiva en las fibras musculares, dado que la tolerancia y la movilidad pueden estar limitadas.

Objetivo: Estimular la contracción muscular sin generar tensión excesiva en las fibras musculares en pacientes en fase aguda del GBS, promoviendo y manteniendo la activación muscular.

Descripción:
- **Tipo de Ejercicio:** Contracciones isométricas suaves.
- **Posición del Paciente:** Acostado o sentado cómodamente en una posición relajada.
- **Realización:** El paciente realiza una contracción muscular leve en el grupo muscular específico durante 5-10 segundos, seguido de una relajación completa durante 10-15 segundos.

- **Número de Repeticiones:** 5-10 repeticiones por grupo muscular.
- **Series:** 2-3 series por grupo muscular.
- **Frecuencia:** Realizar estos ejercicios 1-2 veces al día al inicio, aumentando según la tolerancia del paciente.
- **Intensidad:** La intensidad debe ser mínima, sin generar tensión excesiva o fatiga en los músculos.

Consideraciones Especiales:
- **Contracciones Controladas:** Las contracciones deben ser suaves y controladas, evitando cualquier sensación de tensión o esfuerzo excesivo.
- **No Provocar Fatiga:** El paciente no debe sentir fatiga ni incomodidad después de las contracciones, pero si se siente cansado, se deben hacer pausas.
- **Adaptación Individual:** Los ejercicios deben adaptarse a la capacidad del paciente, enfocándose en los grupos musculares que pueden ser activados de manera segura.
- **Respiración Adecuada:** Durante las contracciones, el paciente debe mantener una respiración constante y relajada.
- **Evitar Dolor:** Si hay dolor o molestias, las contracciones deben detenerse inmediatamente.

Notas Importantes:
- Estas contracciones son isométricas, lo que significa que no hay movimiento articular involucrado.
- La cantidad de repeticiones y series es solo una sugerencia, y puede ajustarse según las capacidades y la tolerancia del paciente.
- Cada paciente es único, por lo que es importante adaptar estos ejercicios según la situación individual del paciente.

Ejercicios de Rango de Movimiento Pasivo:

Estos ejercicios de rango de movimiento pasivo son una parte esencial de la intervención de Terapia Ocupacional para mantener la movilidad articular y prevenir la rigidez muscular, todo mientras se minimiza el estrés en los músculos y nervios debilitados.

Objetivo: Mantener la movilidad articular y prevenir la rigidez muscular en pacientes en fase aguda del GBS.

Descripción:
- **Tipo de Ejercicio:** Rango de movimiento pasivo.
- **Posición del Paciente:** Acostado o sentado cómodamente en una posición relajada.

- **Realización:** Se realizará movimientos suaves y lentos en las articulaciones afectadas, sin que el paciente haga esfuerzo consciente, deben ser movimientos cuidadosos, evitando cualquier resistencia o tensión en los músculos.
- **Número de Repeticiones:** 10-15 repeticiones por cada articulación.
- **Series:** 2-3 series por articulación.
- **Frecuencia:** Realizar estos ejercicios 2-3 veces al día, en sesiones cortas para evitar fatiga.
- **Intensidad:** La intensidad debe ser mínima, enfocándose en la amplitud de movimiento cómoda y sin provocar molestias.

Consideraciones Especiales:
- **Movimientos Lentos y Suaves:** Los movimientos deben ser suaves y lentos para evitar cualquier estrés adicional en los nervios y músculos.
- **No Provocar Dolor:** El paciente no debe sentir dolor durante los ejercicios, si hay molestias o dolor, los movimientos deben detenerse de inmediato.
- **Observación Constante:** Un profesional de la salud debe estar atento a cualquier señal de incomodidad por parte del paciente.

- **Mantener Comunicación:** El terapeuta debe mantener una comunicación constante con el paciente para asegurarse de que los movimientos sean cómodos y seguros.

Notas Importantes:
- Estos ejercicios son pasivos, lo que significa que el paciente no realiza ningún esfuerzo activo.
- La cantidad de repeticiones y series es solo una sugerencia, y puede ajustarse según las capacidades y la tolerancia del paciente.
- Dado que es una fase aguda, los movimientos deben ser muy cuidadosos y adaptados a la situación única del paciente.

Ejercicios de Coordinación:
En la fase aguda del síndrome de Guillain-Barré, los ejercicios para mejorar la coordinación son fundamentales para mantener y promover la conexión entre los músculos y mejorar la comunicación entre los nervios y las unidades motoras. Estos ejercicios deben ser cuidadosamente adaptados.

Objetivo: Mejorar la coordinación.

Descripción:
- **Tipo de Ejercicio:** Ejercicios de coordinación.

- **Posición del Paciente:** Paciente acostado, sentado o de pie, según la tolerancia.
- **Realización:** El terapeuta ocupacional guía al paciente a través de ejercicios que requieren movimientos precisos y coordinados. Pueden incluir actividades como tocar puntos específicos del cuerpo, alcanzar y tocar objetos cercanos, o hacer movimientos con las extremidades en patrones específicos.
- **Número de Repeticiones:** 5-10 repeticiones por ejercicio.
- **Series:** 2-3 series de cada ejercicio.
- **Frecuencia:** Realizar estos ejercicios 1-2 veces al día al principio, aumentando según la tolerancia del paciente.
- **Intensidad:** Los ejercicios deben ser realizados con una intensidad suave y controlada para evitar el estrés en los músculos debilitados.

Ejemplos de algunos ejercicios:
1. **Toque de Dedos:**

Descripción: El paciente está sentado en una silla o acostado en la cama, el terapeuta le indica que toque alternativamente los dedos de una mano con los de la otra, de manera rápida pero precisa.

Ejemplo: Toque el dedo índice de tu mano derecha con el dedo medio de tu mano izquierda, luego cambia y toca el dedo medio de tu mano derecha con el dedo índice de tu mano izquierda. Repite este patrón.

2. **Lanzamiento y Captura de Pelota de Goma:**

Descripción: El paciente está sentado, el terapeuta lanza suavemente una pelota de goma al paciente y le pide que la capture y el lance de vuelta.

Ejemplo: El terapeuta lanza la pelota a tu mano derecha, captúrala y lánzala de vuelta usando tu mano izquierda, luego, lanza la pelota a tu mano izquierda y repite el proceso.

3. **Tocar Objetos Diferentes:**

Descripción: El paciente está de pie o sentado. Se colocan varios objetos pequeños (como conos o fichas) a diferentes distancias y alturas, el terapeuta guía al paciente para tocar cada objeto en un orden específico.

Ejemplo: Toca el cono rojo con tu mano derecha, luego el cono azul con tu mano izquierda, después el cono amarillo con tu mano derecha y así sucesivamente.

4. **Sigue el Ritmo con las Palmas:**

Descripción: El paciente y el terapeuta golpean sus manos alternativamente en un ritmo constante. El paciente debe intentar mantener el ritmo y la sincronización con el terapeuta.

Ejemplo: Comienza golpeando tus manos con el terapeuta, alternando izquierda y derecha, trata de mantener el ritmo constante durante varios segundos.

Ejercicios de Coordinación basadas en la actividad:

1. **Vestirse Sentado:**

Descripción: El paciente se sienta en una silla y practica vestirse utilizando una prenda fácil de poner, como una camiseta, el terapeuta proporciona asistencia según sea necesario.

Ejemplo: Coloca una camiseta en tu regazo y trata de ponerla usando un mano primero, luego la otra. Si necesitas ayuda, el terapeuta puede asistirte en el proceso.

2. **Alcanzar Objetos en una Mesa:**

Descripción: Se coloca una mesa con objetos pequeños a una distancia cómoda para el paciente, el terapeuta guía al paciente para alcanzar y agarrar los objetos uno por uno.

Ejemplo: Alcanza el vaso en la mesa con tu mano derecha, luego toma la cuchara con tu mano izquierda, repite con otros objetos en la mesa.

3. Actividades de Auto-Cuidado:

Descripción: El paciente realiza actividades básicas de cuidado personal, como cepillarse los dientes, lavarse las manos o peinarse, el terapeuta proporciona apoyo y asistencia según sea necesario.

Ejemplo: Coge el cepillo de dientes con tu mano derecha y cepíllate los dientes. Luego, coge el cepillo de pelo con tu mano izquierda y péinate suavemente.

4. Juego de Construcción:

Descripción: Proporciona al paciente piezas de construcción (bloques, fichas, etc.). El paciente trabaja en construir una estructura sencilla utilizando ambas manos.

Ejemplo: Toma un bloque con tu mano derecha y otro con tu mano izquierda, colócalos uno encima del otro para construir una torre, repite con más bloques.

5. Actividades de Manipulación:

Descripción: Proporciona objetos pequeños y fáciles de manipular, como cuentas o botones, el paciente trabaja en sujetar, mover y manipular estos objetos con ambas manos.

Ejemplo: Sujeta una cuenta con tu mano derecha y otra con tu mano izquierda, intenta juntarlas y luego separarlas suavemente.

Consideraciones Especiales:

- **Movimientos Precisos:** Los movimientos deben ser precisos y controlados, evitando cualquier movimiento brusco o forzado.

- **Adaptación Individual:** Ajustar los ejercicios según la capacidad y tolerancia del paciente, asegurándose de no causar incomodidad.

- **Observación Constante:** Supervisar las respuestas del paciente para asegurarse de que los movimientos sean cómodos y seguros.

Notas Importantes:
- La cantidad de repeticiones y series es una sugerencia inicial, y puede ajustarse según la capacidad del paciente.
- Es importante llevar a cabo los tratamientos de acuerdo a los interés y necesidad primordiales del paciente.

- La seguridad y comodidad del paciente son fundamentales; si hay dolor o molestias, los ejercicios deben detenerse inmediatamente.

Ejercicios para mejorar la fuerza muscular, la movilidad articular y la coordinación en la fase de estabilización y recuperación.

Ejercicios de fortalecimiento muscular progresivo:

Descripción:
- **Tipo de Ejercicio:** Ejercicios de fortalecimiento muscular progresivo.
- **Posición del Paciente:** Paciente sentado en una silla resistente o de pie con apoyo.
- **Realización:** El paciente realiza movimientos que trabajan grupos musculares específicos con resistencia gradualmente incrementada.
- **Número de Repeticiones:** 10-12 repeticiones por ejercicio.
- **Series:** 2-3 series de cada ejercicio.
- **Frecuencia:** Realizar estos ejercicios 3-4 veces por semana, con descanso entre sesiones.

- **Intensidad:** Comenzar con resistencia ligera y aumentar gradualmente según la capacidad del paciente.

Ejemplos de Ejercicios:

1. **Flexión de Rodilla con Banda de Resistencia:**

Descripción: Ata una banda de resistencia a la parte inferior de la pierna afectada y a un punto fijo, flexiona la rodilla contra la resistencia y luego regresa a la posición inicial.

Repeticiones: 10-12 repeticiones por pierna.

2. **Elevación de Brazos con Pesas Ligeras:**

Descripción: Sujeta pesas ligeras en ambas manos, eleva los brazos hacia adelante, lateralmente y por encima de la cabeza con mayor resistencia.

Repeticiones: 10-12 repeticiones.

3. **Extensión de Tobillo con Banda de Resistencia:**

Descripción: Ata una banda de resistencia a la parte superior del pie afectado y a un punto fijo, realiza una extensión del tobillo contra la resistencia y luego regresa.

Repeticiones: 10-12 repeticiones por pie.

4. **Apertura de Manos con Pelota de Goma y Resistencia:**

Descripción: Sostén una pelota de goma con resistencia en la mano y aprieta suavemente, luego, relaja y abre la mano.

Repeticiones: 10-12 repeticiones por mano.

5. **Flexión de Cadera Sentado con Resistencia:**

Descripción: Siéntate en una silla, levanta la pierna afectada hacia adelante con resistencia, manteniendo la rodilla extendida, y luego regresa a la posición inicial.

Repeticiones: 10-12 repeticiones por pierna. Recuerda que la progresión de los ejercicios debe ser gradual y adaptada a la capacidad del paciente, por lo que se deberá ajustar la resistencia según el progreso del paciente.

Ejercicios de movilidad articular:

Recuerda que cada paciente es único, por lo que es fundamental adaptar los ejercicios según las necesidades individuales y la respuesta del paciente, para garantizar la seguridad y efectividad en la mejora de la movilidad.

Ejercicios para Movilidad Articular:

1. Movimientos de Tobillo y Pie:

Descripción: Realiza movimientos de flexión, extensión, inversión y eversión del tobillo de manera activa o con asistencia.

Repeticiones: 8-10 repeticiones por movimiento.

2. Movimientos de Rodilla y Cadera:

Descripción: Realiza movimientos de flexión y extensión de la rodilla, así como de flexión y extensión de la cadera de manera activa o con asistencia.

Repeticiones: 8-10 repeticiones por movimiento.

3. Movimientos de Muñeca y Mano:

Descripción: Realiza movimientos de flexión, extensión, desviación radial y desviación cubital de la muñeca de manera activa o con asistencia.

Repeticiones: 8-10 repeticiones por movimiento.

4. Movimientos de Hombro:

Descripción: Realiza movimientos de flexión, extensión, abducción, aducción y rotación del hombro de manera activa o con asistencia.

Repeticiones: 8-10 repeticiones por movimiento.

5. Movimientos de Cuello:

Descripción: Realiza movimientos de flexión, extensión, inclinación lateral y rotación del cuello de manera activa o con asistencia.

Repeticiones: 8-10 repeticiones por movimiento.

Consideraciones Especiales:

- Realiza los movimientos dentro de un rango de movimiento cómodo y sin causar dolor.
- Mantén una postura estable durante los movimientos y evita forzar el rango de movimiento.

- Mantén la muñeca en una posición neutral durante los movimientos para evitar tensiones innecesarias
- Realiza los movimientos suavemente y evita ejercer presión excesiva en el cuello.

Notas Importantes:

- Si la movilidad activa es limitada, el terapeuta puede realizar movimientos pasivos o activo-asistidos.
- La asistencia puede ser proporcionada por un terapeuta o mediante el uso de dispositivos de ayuda.
- El terapeuta puede ayudar en los movimientos activo-asistidos, ajustando la cantidad de asistencia según las necesidades del paciente.
- Si hay limitaciones en el rango de movimiento del cuello, el terapeuta puede proporcionar asistencia en los movimientos pasivos o activo-asistidos.

Ejercicios de Coordinación:
Durante esta fase los ejercicios de coordinación son esenciales para maximizar la recuperación funcional a medida que los síntomas tienden a estabilizarse.
Objetivo: Mejorar la coordinación y maximizar la recuperación funcional durante la fase de estabilización y recuperación del GBS.

Ejemplos de algunos ejercicios:

1. Ejercicio de Tocar y Mover:

Descripción: El paciente está de pie o sentado, coloca objetos pequeños en diferentes lugares alrededor del paciente, mientras guías al paciente para tocar y mover cada objeto en un orden específico.

Realización: Toque y desplaza cada objeto usando movimientos coordinados.

Repeticiones: 5-8 repeticiones por secuencia.

Series: 2-3 series.

Frecuencia: Realizar 2-3 veces al día, ajustar según la tolerancia.

2. Ejercicio de Transferencia de Peso:

Descripción: El paciente está de pie con apoyo o sentado en una silla, mientras guías al paciente para transferir el peso de un pie al otro en patrones específicos, como círculos o líneas rectas.

Realización: Transfiere el peso de manera controlada y coordinada.

Repeticiones: 5-10 repeticiones por patrón.

Series: 2-3 series.

Frecuencia: Realizar 2-3 veces al día, ajustar según la tolerancia.

3. Ejercicio de Desplazamiento con Objetos:

Descripción: Coloca objetos en el suelo en patrones específicos. El paciente está de pie o caminando, mientras guías al paciente para desplazar sus pies y tocar cada objeto en el suelo.

Realización: Desplaza los pies y toca los objetos en patrones coordinados.

Repeticiones: 5-8 repeticiones por patrón.

Series: 2-3 series.

Frecuencia: Realizar 2-3 veces al día, ajustar según la tolerancia.

4. Ejercicio de Seguimiento Visual y Movimiento de Manos:

Descripción: El paciente sigue con la mirada un objeto que el terapeuta mueve en patrones específicos. Mientras tanto, el paciente realiza movimientos coordinados con las manos.

Realización: Sigue visualmente el objeto mientras realizas movimientos coordinados con las manos.

Repeticiones: 5-8 repeticiones por patrón.

Series: 2-3 series.

Frecuencia: Realizar 2-3 veces al día, ajustar según la tolerancia.

5. Ejercicio de Precisión con Pelota:

Descripción: El paciente está sentado, mientras el terapeuta lanza una pelota pequeña al paciente, quien debe atraparla y lanzarla de vuelta al terapeuta.

Realización: Atrapa y lanza la pelota con movimientos coordinados y precisos.

Repeticiones: 5-10 repeticiones.

Series: 2-3 series.
Frecuencia: Realizar 2-3 veces al día, ajustar según la tolerancia.

Ejercicios de Coordinación basadas en la actividad:

1. Vestirse y Desvestirse:

Descripción: El paciente se viste y se desviste utilizando prendas de vestir con botones, cremalleras y cierres, para fomentar movimientos coordinados y precisos.

Realización: El paciente realiza los movimientos necesarios para vestirse y desvestirse.

Repeticiones: Según las prendas seleccionadas.

Frecuencia: Realizar 1-2 veces al día, ajustar según la tolerancia.

2. Transferencias y Desplazamientos:

Descripción: El paciente practica transferencias de una silla a otra, cama o bañera, fomentando movimientos coordinados y seguros.

Realización: El paciente realiza las transferencias de manera coordinada, prestando atención a los movimientos de brazos y piernas.

Repeticiones: Varias repeticiones por sesión.

Frecuencia: Realizar en cada sesión de terapia, ajustar según la tolerancia.

3. Juegos de Mesa y Rompecabezas:

Descripción: El paciente participa en juegos de mesa que requieren coordinación, como juegos de cartas, rompecabezas y ajedrez.

Realización: El paciente realiza movimientos coordinados durante el juego, trabajando en la precisión y la estrategia.

Duración: 20-30 minutos por sesión.

Frecuencia: Realizar según la preferencia del paciente.

4. Actividades de Escritura y Dibujo:

Descripción: El paciente practica escribir y dibujar, fomentando la coordinación fina y el control del movimiento.

Realización: El paciente realiza trazos precisos y controlados al escribir letras o dibujar formas.
Duración: 10-15 minutos por sesión.

Frecuencia: Realizar según la tolerancia y la comodidad del paciente.

Consideraciones Especiales:

- Asegúrate de adaptar los ejercicios según la capacidad y tolerancia del paciente.
- Observa constantemente las respuestas del paciente para garantizar movimientos cómodos y seguros.
- Asegúrate de que las actividades sean apropiadas y seguras para la capacidad del paciente.
- Personaliza la dificultad de las actividades según el nivel de coordinación del paciente.
- Brinda apoyo y asistencia según sea necesario para asegurar una experiencia cómoda y exitosa.

Notas Importantes:

- La cantidad de repeticiones y series es una sugerencia inicial y puede ajustarse según la capacidad del paciente.
- La recuperación es única para cada paciente, por lo que la adaptación individual es esencial para un programa de ejercicios efectivo.
- Si el paciente experimenta incomodidad o fatiga excesiva, ajusta el número de repeticiones y la intensidad de los ejercicios de acuerdo a su comodidad.
- Alienta al paciente a disfrutar de las actividades y a celebrar los logros en la mejora de la coordinación.

Ejercicios para mejorar la fuerza muscular, la movilidad articular y la coordinación en la fase de rehabilitación.

Durante la fase de recuperación del síndrome de Guillain-Barré, es fundamental continuar trabajando en el fortalecimiento muscular gradual y seguro. Aquí tienes una guía de ejercicios para mejorar la musculatura, considerando la recuperación gradual de la debilidad y siguiendo las pautas de seguridad y progresión:

Objetivo: Promover el fortalecimiento muscular gradual y la recuperación de la función en la fase de recuperación del GBS.

Ejercicios para Mejorar la Musculatura:

1. **Ejercicios de Resistencia con Bandas Elásticas:**

Descripción: El paciente utiliza bandas elásticas para realizar ejercicios de resistencia en diferentes grupos musculares, como brazos y piernas.

Realización: Realiza extensiones de brazos, flexiones de piernas y otros ejercicios utilizando bandas elásticas.

Repeticiones: 10-15 repeticiones por serie.

Series: 2-3 series por ejercicio.

Frecuencia: 2-3 veces por semana.

2. **Entrenamiento de Peso Corporal:**

Descripción: El paciente realiza ejercicios de peso corporal como flexiones de brazos, sentadillas y estocadas para fortalecer los músculos principales.

Realización: Realiza una variedad de ejercicios de peso corporal, ajustando la intensidad según la capacidad.

Repeticiones: 8-12 repeticiones por ejercicio.

Series: 2-3 series por ejercicio.

Frecuencia: 2-3 veces por semana.

3. **Ejercicios de Fortalecimiento Isométrico:**

Descripción: El paciente realiza contracciones musculares isométricas, manteniendo una posición durante unos segundos sin mover las articulaciones.

Realización: Realiza contracciones isométricas en diferentes grupos musculares, como apretar los puños o empujar contra una pared.

Duración: Mantén la contracción durante 10-15 segundos.

Repeticiones: 3-5 repeticiones por ejercicio.

Frecuencia: 3-4 veces por semana.

4. **Ejercicios de Levantamiento de Pesas Livianas:**

Descripción: El paciente utiliza pesas livianas para realizar ejercicios de fortalecimiento en los músculos, como levantamiento de pesas de 1 a 2 kg.

Tipo: Ejercicio con pesas livianas.

Realización: Realiza ejercicios de levantamiento como flexiones de brazos, elevaciones laterales y curls de bíceps con pesas livianas.
Repeticiones: 12-15 repeticiones por serie.

Series: 2-3 series por ejercicio.

Frecuencia: 2-3 veces por semana.

5. **Caminatas y Marcha:**

Descripción: El paciente realiza caminatas y marcha para fortalecer los músculos de las piernas y mejorar la resistencia cardiovascular.

Realización: Camina a un ritmo cómodo, aumentando gradualmente la distancia y la duración.

Duración: 20-30 minutos por sesión.

Frecuencia: 3-4 veces por semana.

Consideraciones Especiales:

- Ajusta la intensidad y la dificultad de los ejercicios según la capacidad y la tolerancia del paciente.
- Asegúrate de que el paciente esté familiarizado con la técnica adecuada de cada ejercicio para evitar lesiones.
- Monitorea la respuesta del paciente durante y después de los ejercicios para asegurarte de que se sienta cómodo y seguro.

Notas Importantes:

- La progresión debe ser gradual y adaptada a la respuesta individual del paciente.
- Siempre prioriza la seguridad y la comodidad del paciente durante la realización de los ejercicios.

Ejercicios para Movilidad Articular:

Durante la fase de recuperación del síndrome de Guillain-Barré, trabajar en la movilidad es esencial para recuperar la función y la independencia en la realización de actividades diarias. Aquí tienes una guía de ejercicios de movilidad, teniendo en cuenta la recuperación gradual y enfocándose en la amplitud de movimiento:

Objetivo: Mejorar la movilidad articular y la flexibilidad en la fase de recuperación del GBS.

Ejercicios de Movilidad:

1. **Movilización Pasiva de Articulaciones:**

Descripción: El terapeuta realiza movilizaciones suaves en las articulaciones del paciente para mantener la movilidad y prevenir la rigidez.
Realización: El terapeuta guía suavemente las articulaciones a través de su rango de movimiento, evitando causar molestias.

Duración: 5-10 minutos por articulación.

Frecuencia: 2-3 veces al día.

2. **Estiramientos Estáticos:**

Descripción: El paciente realiza estiramientos suaves y sostenidos para mejorar la flexibilidad muscular y articular.

Realización: Sostén cada estiramiento durante 20-30 segundos en una posición cómoda.

Repeticiones: 2-3 repeticiones por músculo o grupo muscular.

Frecuencia: Realiza estiramientos al menos 3-4 veces por semana.

3. **Movilización Activa Asistida:**

Descripción: El paciente realiza movimientos activos con la ayuda del terapeuta para mejorar la amplitud de movimiento y fortalecer los músculos.

Realización: El terapeuta guía y asiste al paciente en los movimientos, permitiendo una amplitud de movimiento cómoda.
Repeticiones: 8-10 repeticiones por ejercicio.

Series: 2-3 series por ejercicio.

Frecuencia: 2-3 veces al día.

4. **Ejercicios de Amplitud de Movimiento Activa:**

Descripción: El paciente realiza movimientos activos en las articulaciones para mantener y mejorar la amplitud de movimiento.

Realización: Realiza movimientos suaves y controlados en cada articulación, evitando forzar.

Repeticiones: 10-15 repeticiones por articulación.

Frecuencia: Realiza ejercicios al menos 3-4 veces por semana.

Consideraciones Especiales:

- Adaptar la intensidad y el rango de movimiento según la capacidad y tolerancia del paciente.
- Asegurarse de que el paciente esté cómodo y no sienta dolor durante los ejercicios de movilidad.

Notas Importantes:

- La progresión debe ser gradual y respetar la respuesta individual del paciente.
- Los ejercicios de movilidad deben realizarse de manera suave y controlada para evitar lesiones.

Ejercicios de Coordinación:
Durante la fase de recuperación del síndrome de Guillain-Barré, los ejercicios de coordinación son esenciales para restablecer la comunicación entre los músculos y mejorar la precisión de los movimientos. Aquí tienes una guía de intervención con ejercicios de coordinación adaptados a esta fase:

Objetivo: Mejorar la coordinación y la precisión de los movimientos en la fase de recuperación del GBS.

Ejercicios de Coordinación:

1. **Seguimiento de Patrones Visuales:**

Descripción: El paciente sigue patrones visuales con los ojos y los dedos, mejorando la coordinación entre la vista y los movimientos.

Realización: Coloca objetos (como fichas de colores) en un patrón en una superficie y pide al paciente que los siga con el dedo.

Duración: 5-10 minutos por sesión.

Frecuencia: 2-3 veces al día.

2. **Ejercicios de Malabares Simples:**

Descripción: El paciente practica lanzar y atrapar objetos pequeños (como pelotas de malabar) para mejorar la coordinación mano-ojo.

Realización: Comienza con un objeto y avanza a más objetos a medida que mejora la habilidad.

Repeticiones: 10-15 repeticiones por sesión.

Frecuencia: 3-4 veces por semana.

3. Movimientos Simultáneos:

Descripción: El paciente realiza movimientos con ambas manos o extremidades al mismo tiempo, mejorando la coordinación bilateral.

Realización: Ejemplos incluyen tocar los hombros con ambas manos al mismo tiempo o mover ambas piernas al mismo ritmo.

Repeticiones: 8-10 repeticiones por movimiento.

Frecuencia: 2-3 veces al día.

4. Caminata con Obstáculos:

Descripción: El paciente camina alrededor de obstáculos dispuestos en el suelo, mejorando la coordinación y la planificación motora.

Realización: Coloca conos u objetos en el suelo, y el paciente camina sorteándolos.

Duración: 10-15 minutos por sesión.

Frecuencia: 3-4 veces por semana.

5. Movimientos Ritmados:

Descripción: El paciente realiza movimientos al ritmo de una canción o un metrónomo, mejorando la coordinación temporal.

Realización: Encuentra una canción o utiliza un metrónomo y pide al paciente que realice movimientos al ritmo.

Duración: 5-10 minutos por sesión.

Frecuencia: 2-3 veces al día.

Ejercicios de Coordinación basadas en la actividad:

1. Vestirse sin Ayuda:

Descripción: El paciente practica vestirse y desvestirse de manera independiente, mejorando la coordinación de movimientos de las extremidades.

Realización: Comienza con prendas de vestir más fáciles y progresa hacia prendas más complejas.

Frecuencia: Realizar esta actividad al menos una vez al día.

2. Comida con Cubiertos:

Descripción: El paciente practica comer utilizando cubiertos, mejorando la coordinación de las manos y la precisión en los movimientos.

Realización: Comienza con alimentos más fáciles de manejar y avanza gradualmente.

Frecuencia: Realizar esta actividad en cada comida.

3. Armar Rompecabezas:
Descripción: El paciente arma rompecabezas, mejorando la coordinación visual-motora y la precisión en el manejo de las piezas.

Realización: Comienza con rompecabezas más simples y aumenta la dificultad gradualmente.

Frecuencia: Realizar esta actividad 2-3 veces por semana.

4. Actividades de Limpieza:

Descripción: El paciente realiza tareas de limpieza como barrer, trapear o lavar platos, mejorando la coordinación de movimientos en diferentes contextos.

Realización: Adaptar las tareas según la capacidad y tolerancia del paciente.

Frecuencia: Realizar actividades de limpieza según sea necesario.

5. **Juego de Bolos:**

Descripción: El paciente juega bolos en un juego de bolera adaptado, mejorando la coordinación mano-ojo y la precisión en el lanzamiento.

Realización: Utilizar bolos y pistas adaptadas según las necesidades del paciente.
Frecuencia: Jugar al juego de bolos de manera regular.

Consideraciones Especiales:

- Adaptar las actividades según las capacidades y preferencias del paciente.
- Asegurarse de que las actividades sean desafiantes pero alcanzables para el paciente.
- Adaptar los ejercicios según la capacidad y la tolerancia del paciente.

- Realizar los ejercicios de manera suave y controlada para evitar molestias.

Notas Importantes:

- La progresión debe ser gradual y respetar la respuesta individual del paciente.
- Fomentar la independencia y la participación activa del paciente en las actividades diarias.

Capítulo 8

Estrategias de conservación de energía.

Es de esperar que los pacientes con GBS tengan fatiga en la realización de sus actividades debido a la falta de fuerza muscular. Por lo tanto, es importante promover la conservación de energía durante la participación en sus ocupaciones diarias.

Estas estrategias se deberán adaptar según las necesidades del paciente, ya que algunos requerirán conservar más energía que otros.

A continuación, te enumero algunas ideas de cómo ayudar a conservar la energía.

Planificación y Priorización

Planificar y priorizar las actividades es una estrategia importante para conservar la energía en pacientes con GBS, aquí tienes una guía enfocada en el GBS para llevar a cabo la planificación y priorización de algunas actividades:

1. **Hacer una Lista de Actividades**: Se comenzará haciendo una lista de las actividades diarias que necesita realizar, como levantarte de la cama, bañarse, comer, tomar medicamentos, etc. Incluye todas las tareas, por más pequeñas que sean.

2. **Evalúa tu Energía**: Deberás prestar atención a sus niveles de energía durante el día, ya que es posible que notes que tienes más energía en ciertos momentos, como por la mañana después de levantarte.

3. **Clasifica las actividades**: Divide las actividades en tres categorías:

   - **Importantes y Demandantes**: Se incluye las tareas que son esenciales para tu bienestar, como tomar medicamentos y rehabilitación.
   - **Importantes, pero menos demandantes**: Son actividades necesarias pero que no requieren una gran cantidad de energía, como realizar llamadas telefónicas o responder correos electrónicos.
   - **Menos Importantes**: Estas son actividades opcionales o menos esenciales, como mirar televisión, leer o navegar por las redes sociales.

4. **Asigna Prioridades**: Ahora, asigna prioridades a tus actividades, empieza por las tareas importantes y demandantes, estos deben programarse en los momentos del día en que te sientas con más energía, mientras que las actividades menos importantes pueden esperar o realizarse cuando tengas menos energía.

5. **Planificación Diaria**: Crea un plan diario que refleja tu priorización. Por ejemplo:

   - Mañana (cuando te sientes con más energía): rehabilitación, cuidado personal.
   - Tarde (cuando la energía disminuye): Descanso, actividades menos importantes.
   - Noche (cuando estás más cansado): Descanso, Ejercicios de relajación.

6. **Flexibilidad**: Hacerle reconocer que su nivel de energía puede variar de un día a otro, por lo que debe ser flexible y adaptarse a un plan según sea necesario.

7. **Apoyo Familiar**: Comparte tu plan con tu familia o cuidadores para que puedan ayudarte a seguirlo y comprender tus necesidades.

8. **Registra tu Progreso**: Lleva un registro de cómo te sientes durante el día y de cuánta energía tienes para diferentes actividades, esto te ayudará a ajustar tu plan a largo plazo.

Descansos Frecuentes

No dudes en tomar descansos cortos de 5 a 10 minutos entre actividades livianas, mientras que para actividades más pesadas deberás tomar más tiempo de descanso, todo esto con la finalidad de o conservar o recuperar energía,
Para realizar esto de una manera sencilla, deberás programar los descansos, para ayudarte establece un temporizador o una alarma para recordarte cuando debes tomar un descanso antes de que aparezca la fatiga.

Utiliza Ayudas para la Movilidad

Si tu movilidad es limitada, considera el uso de dispositivos como sillas de ruedas, andadores o bastones para reducir el esfuerzo físico durante las actividades de la vida diaria.
Recuerda que el uso de ayudas para la movilidad no solo te ayudará a conservar energía, sino que también promoverá tu independencia y seguridad en las actividades diarias mientras te recuperas del GBS.

Simplifica las Tareas

Simplifica las tareas siempre que sea posible. Aquí hay algunas sugerencias adicionales sobre cómo simplificar las tareas diarias

1. **Adaptaciones en la Cocina**: Utilizar utensilios de cocina adaptados que requieran menos esfuerzo para preparar los alimentos, también considera la posibilidad de usar electrodomésticos como cortadores eléctricos para facilitar las tareas culinarias.

2. **Organización**: Mantén los utensilios y herramientas que necesitas al alcance de la mano, de modo que no tengas que realizar movimientos innecesarios o alcanzar objetos pesados o lejanos.

3. **Planificación de Comidas**: Planifica tus comidas con anticipación y elige recetas simples que requieran menos tiempo y esfuerzo en la preparación. Puedes preparar porciones adicionales y congelarlas para tener comidas rápidas disponibles en el futuro.

4. **Ayuda Externa**: Si es posible, considera solicitar ayuda externa para las tareas más pesadas o complicadas, como la limpieza del hogar o la compra de comestibles.

Distribución de Peso

Cuando cargue objetos, asegúrese de distribuir el peso de manera uniforme para evitar sobrecargar un lado del cuerpo.

Siempre que sea posible, utiliza ambas manos para sostener un objeto, evita cargar objetos pesados con una sola mano, ya que esto puede desequilibrar tu cuerpo y ejercer una tensión adicional en un lado.

Además, si tienes que transportar objetos pesados, como bolsas de comestibles, intenta distribuir el peso de manera uniforme en varias bolsas en lugar de cargar todo el peso en una sola, esto facilitará el transporte y reducirá la tensión en tu cuerpo.

Capítulo 9

Literatura recomendada

Mi encuentro con el síndrome de Guillain-Barré de Janez Mate

En el libro, relato mis experiencias personales con el síndrome de Guillain-Barré, las cuales viví durante mi hospitalización en la Clínica Neurológica del Centro Médico Universitario de Liubliana (Nevrološka klinika, Univerzitetni klinični center Ljubljana) y durante el proceso de rehabilitación en el Instituto Universitario de Rehabilitación de la República de Eslovenia-Soca (Univerzitetni rehabilitacijski Inštitut Republike Slovenije – Soča). En la segunda parte de mi travesía, tuve la oportunidad de conocer las experiencias de otros quince pacientes que también padecían esta misma enfermedad.

Atrapado: Venciendo al caso más severo del Síndrome de Guillain-Barré de Raúl E Villacorta.

Este libro narra una historia impactante y las valiosas lecciones aprendidas a lo largo de siete años de recuperación de un caso grave de Síndrome de Guillain-Barré (GBS) que requirió tratamiento en dos países, ya que el paciente fue dado por desahuciado debido a que el tratamiento inicial empeoró gravemente su estado. La historia se presenta con la intención de servir como una referencia adicional para las personas afectadas por el GBS, ofreciéndoles un insight sobre los desafíos que enfrentan en sus propias vidas. Además, destaca que esta experiencia de vida contiene enseñanzas valiosas que pueden aplicarse en diversas situaciones difíciles que pueden surgir a lo largo de nuestra vida personal, familiar, laboral o social. La historia enfatiza la importancia de levantarse y seguir adelante, una metáfora que se asemeja al renacimiento del Ave Fénix.

Pasión por despertar: Sobreviviente del Síndrome de Guillain Barré.

La vida transcurre normalmente: trabajo, familia, actividades varias, amigo. Hasta que, el día menos pensado, todo cambia. Una extraña enfermedad arrasa con todo lo que encuentra en el camino, y el cuerpo comienza a perder todo tipo de movilidad quedando, literalmente, atado de pies y manos. Entonces aparecen los interrogantes: ¿Ahora qué hago? ¿Por qué a mí? ¿Para qué me pasó eso a mí? ¿Cómo sigue la vida y la de los que me rodean? ¿Cómo salgo de esta situación? ¿Cómo despierto? ¿A qué me aferro? Ante esta catarata de incertidumbres surge un pensamiento clave: La fe, la familia, la medicina y la fortaleza personal van a ser los pilares fundamentales para la resiliencia.

Síndrome de Guillain-Barré: Del diagnóstico a la recuperación (Guías de calidad de vida de la academia estadounidense de neurología)

El libro "Síndrome de Guillain-Barré", escrito en colaboración con un sobreviviente de esta enfermedad, aborda todos los aspectos del SGB, desde los síntomas iniciales hasta el diagnóstico, los tratamientos generales y específicos, y los resultados típicos. Aunque la mayoría de los pacientes se recuperan, el proceso puede ser lento y desafiante. El libro cubre una amplia gama de temas, incluidos aspectos únicos del SGB como el dolor sin lesión, la adaptación laboral con recuperación incompleta, el manejo en unidades de cuidados intensivos, consejos para cuidadores, rehabilitación, disfunción sexual y más.

Esta obra, parte de la serie "Guía de calidad de vida de la Academia Estadounidense de Neurología", es una herramienta esencial para personas, familias y cuidadores que enfrentan el SGB. Proporciona información comprensible y completa desde el diagnóstico hasta cuestiones emocionales relacionadas con esta enfermedad.

Sr. Guillain-Barré: De enfermera a paciente de Michelle Burgos

El libro relata cómo el Síndrome de Guillain-Barré se convierte en el protagonista de la vida de Michelle, y cómo esta enfermedad le deja una huella indeleble llena de emociones y experiencias memorables. La obra ofrece una perspectiva única sobre la vivencia de una enfermera que pasa de cuidar a pacientes a convertirse en uno de ellos, enfrentando el impacto físico y emocional de esta enfermedad neurológica.

Bibliografía

Barrera Guiñez, L., & Silva Concha, L. (2005). Intervención de Terapia Ocupacional en Síndrome de Inmovilización instaurado. *Revista Chilena de Terapia Ocupacional*.

Delgado García, M. (27 de 05 de 2018). Intervención de Terapia Ocupacional en Síndrome de Inmovilización instaurado. Badalona, Barcelona, España.

Expósito, J., Carrera, L., Natera, D., Nolasco, G., Nascimento, A., & Ortez, C. (2022). SÍNDROME DE GUILLAIN-BARRÉ Y OTRAS NEUROPATÍAS AUTOINMUNES:TRATAMIENTO ACTUAL. *Medicina*.

Fatás, B., Conejero Colás, E., Garciano Tarraguel, M., Blasco Peñarrocha, P., Baquerizo Moina, S., & Miravete Peris, A. (2023). Intervención desde terapia ocupacional en el síndrome de Guillain-Barré. *Revista Sanitaria de Investigación*.

Hewitt, K., & White, S. (2009). An Occupational Therapists' Guide to Guillain-Barré Syndrome. *Occupational Therapy Capstones*.

International, G. F. (04 de 2012). Pautas para la fisioterapia y la terapia ocupacional. Narberth, Estados Unidos.

Khan F, N. L.-S. (2010). Atención multidisciplinaria para el síndrome de Guillain-Barré (Revisión). *The Cochrane Collaboration*.

Labrousse, C. L., MANDARAKAS, M. R., & GONDIM, F. D. (2021). GUÍA BASADA EN LA EVIDENCIA. DIAGNÓSTICO Y MANEJO DEL SÍNDROME DE GUILLAIN-BARRÉ EN DIEZ PASOS. *MEDICINA*.

Marrero Santana, N. T., Sánchez Savignón, M., Pérez Pérez, N., & Gil Aguero, E. L. (2020). Terapia ocupacional en paciente con síndrome de Guillain-Barré. *Revista Cubana de Medicina Física y Rehabilitación* .

Phillips Morales, Ó. (2019). Actualización en el Síndrome de Guillain-Barré. *Revista Médica Sinergia.*

Salle, J. Y., Guinvarc'h, S., Munoz, M., Cresson, G., Dauriac, S., Sombardie, T., . . . Labrousse, C. L. (2010). Principios de rehabilitación del síndrome de Guillain-Barré, de las polirradiculopatías y polineuropatías . *ENCICLOPEDIA.*

Swami, T., Khanna, M., Gupta, A., & Prakash, N. (2020). Dolor neuropático en el síndrome de Guillain-Barré: asociación con Resultados de rehabilitación y calidad de vida. *Departamento de Rehabilitación Neurológica.*

www.ingramcontent.com/pod-product-compliance
Lightning Source LLC
Chambersburg PA
CBHW070116010626
45794CB00013B/1952